月光のプリズム

——心理療法からみた心の諸相——

著
石 坂 好 樹

星 和 書 店

Seiwa Shoten Publishers

2-5 Kamitakaido 1-Chome
Suginamiku Tokyo 168-0074, Japan

目次

第一章 序

道元の法語に次のようなものがある。「佛道をならふといふは、自己をならふ也。自己をならふといふは、自己をわするゝなり。自己をわするゝといふは、万法に證せらるゝなり。万法に證せらるゝといふは、自己の身心および他己の身心をして脱落せしむるなり」(現成公按、正法眼藏第一)。佛教の、その中でも禅佛教の求道者であった道元は、佛教の思想がすべてそうであるように、「透徹した眼で見られた現実は、佛そのもの、法そのもの、心そのものに他ならぬとする」(寺田, 1970; p.531) 徹底した唯心論者であった。われわれは現在、世界は畢竟心が造り出した架空の事象であるとする佛教的世界観を思考の根幹においてはいない。それゆえ、道元の佛教的唯心論が、厳しい修行の上に成り立っているとはいえ、われわれはそれを無条件に受入れることはない。しかし、引用した法語にある「佛道」を「心理療法」に置き換えてみると、心理療法に携る者には、不思議に違和感を持つことなく、この語句が讀めるのではないか。自己をならいそして自己をわすれる、つまり自己をよく知り自己への執着を離れることは、心理療法の過程で治療の進展が見られる場合に生じる一つの事態であるだろう。また心理療法で生じる身心の脱落は、道元の説く禅の境地と必ずしも同一の水準にないのは當然であるとしても、ある種の執着心の消失した状態といえるであろう。そして、それはまた心理療法の目指す一つの心の状態と考えてよいであろう。心理療法の進展過程と佛教の修行過程は、どこか似通ったところがあるらしい。

さて今、われわれが道元の語句を引用したのは、単に心理療法の進展過程を禅の修行との類比において見ようとするためではない。われわれが心理療法の基礎理論を構築しようとするとき、できるだけ広汎な心的現象を視野に入れて、それらを理論に包含できるように考察を進めねばならない。そうであるならば、禅の体験もまた心的現象に含まれるとの立場を採らねばならない。さらに心理療法家にとってどうしても無視できない宗教と関連した現実が、いつもわれわれの目の前にある。つまり、禅も含めた宗教的営為が、過去はいうに及ばず現在においても、精神的問題の解決を得るための一つの方法であると人々に考えられている事実を、心理療法家は避けて通るわけにはいかないはずである。また、心理療法の進展過程で生起する諸現象が宗教的用語で説明できる部分を多く含むことも、否定できない。譬えば心理療法の根本原則を説明するのに、霜山（1989）はしきりと佛典からの引用をおこなっている。心理療法家の患者に対する態度は「無有好醜の願」のようなものであり、さらに心理療法家には禅の悟の境地にある「含羞性」がなければならないという。この論をもう一歩進めると、このような宗教的経験と心理療法過程の対比や同一視が可能なのは、単なる譬喩のレベルを超えて、両者に共通する基盤があるためではないかとの思いが湧く。そして、その基盤を奥底まで探って行けば、宗教的経験も心理療法の展開も、詰まるところわれわれの「心」に生起する現象であるとの考えに辿り着く。心理療法の対象である「心」の構造や機能がうまく理解できれば、これらは同じ地平で考察可能なのではないか。そしてまた、このような考察は心理療法にとって重要な課題であるに違いない。そのような思いが、本稿を書き出した動機の一つとしてある。誤解を避けるために繰返すが、われわれは心理療法を宗教的思考や宗教的実践に還元したり、それらを同一のものとして扱おうとするのではない。これらに共通の心的過程を解明し、それを基にして心の概念を構築することが、心理療法にとって必要であると考えるからにほかならない。

ところで、先に引用した道元を含めた佛教者は、諸佛典に示されるように、われわれの周りにある世界つまり色は、われわれの心の造り出したものであり、つまりは妄想《もうぞう》によって齎されたものに過ぎないという。そしてもろもろの苦しみもまた妄想《もうぞう》の産物であり、それゆえ苦を断つには、諸現象の基である心を空にすることが必要であり、それこそが解脱への道であると説く。心がまずあってそれによって世界が構成されているとする考えは、周知のごとく唯心論と呼ばれる。われわれは現在、物を分析し新たに物を造り出すことを進歩であるとする世界観の中に生きており、現実の実在を信じて揺ぎがない。それゆえ、時々の例外を除いて、唯心論的な考え方とはほとんど無縁といっていい日常生活を送っているかにみえる。しかし、心理療法の現状をみると、今もなお、このような唯心論を荒唐無稽として無碍に斥けるわけにはいかない事態のあることがわかる。わが国で生まれた代表的な心理療法のひとつとして、森田療法を挙げることができるが、この療法の要は、「あるがままに」を体得することにある。つまり、この治療法は突詰めれば、環界を変化させないで主体の心の在り方を変化させて、現実への適応を図ることを目標としている。すると、森田療法の背後にある治療観は唯心論と無縁ではない。森田療法の思想的背景には禅があるといわれてはいるが、そうではなく、多分浄土真宗があるのではないか。いずれにしても、森田療法は佛教的思考に依拠している。もうひとつわが国の代表的な心理療法である内観療法もやはり浄土真宗の思想を基礎としている。もっというと心理療法のかなりの学派は、突詰めると唯心論的な考えを理論の基礎に置いているのではないかとの疑問が湧く。このわれわれの疑問は正當であるであろうか。

現在、うつ病や恐慌性障害を始めとするさまざまな心の病に幅広く実施されている治療法の一つに、認知行動療法がある。そして、この治療法は実證的に有効性が確認されている治療法である（DeRubeis et al., 2001）。認知行動療法は、外部から働きかけて思考パターンを変化させようとする治療法であり、しかも行動療法とも密接な関係にあり、一見すると唯心論からもっとも遠くに位置すると考えられる。ところがよく調べてみると、認知行動療法における治療理念もまた、唯心論的な考えを紛れもなく含んでいるといえなくもない。この治療法は周知のように、うつ病や神経症の諸症状が融通性のなくなった思考パターンによって生じるとし、諸症状を解消するためにはその歪んだパターンを変化させることが必要であるとの考えによって生み出された。この考え方の源は、あまり知られていないが、多分、前世紀末のアメリカで猖獗を極めた民間療法であるクリスチャン・サイエンスに發しているのではないであろうか。あるいは認知療法の源がクリスチャン・サイエンスでないにしても、両者の思考様式はきわめて類似しているといえる。

クリスチャン・サイエンスは一種の宗教活動であり、唯心論的教義によって人々を治療しようとした（Janet, 1923; Zweig, 1931）。この団体の教義は単純であった。病や苦悩は誤った考えによるものであり、本来存在しないとし、神を信じ良い考えを持つことがあらゆる病の治療的方法であると説き、多くの信者を集めた。この考えと同じ思考様式が認知療法にも見て取れるのではないか。たとえば、うつ病は自己自身や将来に対する思考の歪みによって生じる（Beck, 1976）とし、その思考の歪みを正すのが治療の目的であるとするならば、そして思考が心の産物であるとするならば、心の在り方を変化させることによって治療が進展すると、認知療法では考えられていることになる。それならばこの治療法には唯心論的要素があるといえるであろう。ただ、このとき「心」とは何かが定義されていないため、クリスチャン・サイエンスと認知療法の異同を論じようとすると困難が生じる。クリスチャン・サイエンスなどの宗教によって考えられている「心」と認知療法で考えられている「心」は、概念的に違っているかもしれず、もしそうなら、その場合には両者が同じ思考様式の上に成り立っているとする判断は間違いとなるであろう。もっとも、このような誤りかもしれない推論が可能となるのも、「心」の構造や機能が明確に定義されていないためであるかもしれない。心理療法に適切な「心」の構造と機能を明確にすることは、心理療法家であるわれわれにとって切実な課題であるはずである。

「心」の定義はさまざまにありうる。たとえば、今、右で触れた唯心論の対極に位置するのは唯物論的「心」観である。この考えによれば、心は特別の存在ではなく、単に脳の活動の結果生じている現象に過ぎない。重要なのは脳の活動の様式なのである。この考えは多分ヒポクラテス（1963）にまで遡ることができるであろうが、近年の創始者は de La Mettrie（1747）であるかもしれない。彼は「魂は脳組織そのものである」とし、人間は機械であるとの説を展開した。de La Mettrie が生きた時代は、キリスト教の一宗派であるローマン・カトリックがヨーロッパの思想界を支配していた時代であったから、神を否定する学説を唱えた彼は激しい非難を受け、祖国から亡命せねばならない境遇にあった。しかし、近年、人口知能の研究が盛んになるにつれて、彼の考えは一層の支持者を得るようになっている。たとえば Pylyshyn（1984）は、脳がある規則に則った表象とそれの処理過程であると考えており、Churchland（1995）は、コネクショニストとして脳を考えているといった立場の違いがあるものの、両者はともに、脳のある状態が心という現象を生じさせるのであり、脳は神経細胞の活動に他ならないから、心は神経活動に還元されうる、ひいてはコンピューターで代用されるという。この還元主義的思考によると、心は神経や電気回路の活動にすぎず、なんら特別なものではない。心は機械と同じものとみなされる。この考えは正しいであろうか。

唯心論者のように「心」を何物にも還元されない独自の存在であり神秘的なものとは考えないが、さりとて心を脳に直接還元するには問題があるとする考えもある。「健康な精神は健康な身体に宿る」ということばがあるように、「身体が精神である」(市川, 1975) とする立場である。たとえばMerleau-Ponty (1945) は、「私とは私の身体である」といい、身体を通した体験の重要性を強調した。最近ではDamasio (1994) が心を考える際に身体と脳の繋りの重要性を強調している。さらに、脳の活動は身体を通して、かつ身体も含めた全体として、環界との相互作用が重要であるとの指摘 (Clark, 1997) もある。またBarlow (1973) や竹内 (1975) は、姿勢や身体の様式が精神の様式に影響を与え、時に心的障害を生じさせるという。これらの人々は心とは身体であるとする點で、心の現象を神経細胞の活動に直接還元していないようである。彼らは脳も含めた身体全体が、心を生じさせているると考えているらしい。

ところで今まで見てきたこれらの人々の考えは、一方の極を唯心論とし、他方の極を唯物論とする長い線上のどこかに位置しているとはいえ、それでもあるひとつの源を基盤にしてそれ以外の心の現象を考えようとする點で、一元論的「心観」であるとみなせるだろう。依拠するものが心や身体や物質といった違いはあるものの、なんらかのものを基盤として心も身体も物質も連續したものとして扱おうとするからである。

心へのこのような接近法とは違った方法がある。脳はあくまでも物質であり、精神は非物質的な何物かであるとする二元論である。Descartes（1649）が精神と脳を区別する二元論を採ったことはよく知られている。そして、この心と脳に関する二元論は現在に至るまで死滅したわけではない。さまざまな形態をとりつつも、二元論を主張する研究者は存在したし、また現存する。嘗てBergson（1896）は自ら二元論に立つと明言し、精神と物質の関係を論じた。現在でもたとえばNagel（1974）は、意識は物理的なものに還元できないとし、意識の独自性を主張するし、Searle（1980）は「中国語の部屋」という譬喩によって、計算機がシンボルを操作する過程と人間が志向性をもって情報を処理する過程は違うと主張する。意識現象を脳の活動に還元できないとする點で、彼らの考えは、二元論的といえるであろう。生田ら（1999）も脳研究によってカバーしえない心の研究領域が存在するという。彼らのいう心の研究領域がどのようなことを指しているかは、さしあたり明確でないが、もしそれが脳の活動によらない独自の何物かであるとするならば、彼らもまた二元論的な立場に依拠するといってよいであろう。

このように精神現象に対して多様な意見が提示されるのは、心が身体からメタ表象（Sperber, 1994）に至るまで、幅広い領域を覆う活動を包含しているためである。さらに、心は現象であって直接感知できる対象ではなく、実体のないものである。そのため心の諸現象の概念化や理解が困難になる。達摩と弟子慧可の問答に「心を安定させて欲しくば、心を持ってこい」というものがある（鎌田, 1996）。達磨は、心は実体として目の前に差し出すことができない、だから空なのである、よって悩みそのものが空であると説く。確かに心は現象としてしか存在せず、物として目の前に差し出すこともできないし、耳で聞き分けることもできない。手で触ることもできない。ただそれは体験されるだけである。だが、そうだからといって心が空であると断言できるものでもない。心の基盤であると考えられている脳は、止めどもなく複雑な構造と機能をもっているようであり、おいそれとその全貌を顕さない。さらに脳を基盤にして現れる心そのものが、構造と機能を持っており、しかも多面的であり、當然のこととしてその実体が十分に解明されるに至っていない。そのため、心に関して、現時點では雲の如く現象する心のある局面を心の本質と考えるしかない。その結果、心の概念について千差万別の考えが出現することになる。われわれは、後に論じるように、心が脳の活動によって生起する現象であると考える。そして心が神経細胞の活動に直接還元されるとは考えないが、さりとて心と脳は別物であるという二元論的立場を採らない。だが、心理療法過程で、ある事態を唯心論的に扱ってよい場合がある。しかし、それはあくまでも方便であることを、忘れてはいけない。そのためにも、心理療法にとって必要な「心」観を確立する必要がある。

　さて、心理療法は、悩みや苦しみをもった人々を対象として、それらの人々の心の問題を扱う治療手段であると考えられている。それであればこそ、心理療法は、治療手段であるその技法の背後に、心とはなにか、それはどのような働きをするのかといった問題を視野に納めておかねばならない。そして、できうるならば、現存するさまざまな心理療法の技法が、ある心の機能やその異常に対応するものであるといったことが、解明されることが望ましい。ところが、現在臨床場面で実際に用いられているいろいろな心理療法の理論や技法の背景を忖度するに、そこには心についての理論がないか、あっても曖昧であったり誤りである場合がほとんどである。心理療法の理論を深めたり、実際に用いられる技法を豊かにするためには、どうしても基盤となる「心」観を明確にしておく必要がある。それが本書で取り扱うべき課題の一つである。このような考察が抜け落ちると、一部の心理療法家（たとえば、河合, 2001）にみられるように、心理療法をなにか神秘的な非論理的現象と考える結果になってしまう。心理療法を科学的考察の対象にせねばならない。そのために、心とは何かの考察は欠くことができないのである。

そこでわれわれは「心」観を明確にするために、まず歴史的に心がどのように考えられてきたかを考察するという方法を採った。そして、この考察は、心理療法の枠内で心がどのように考えられてきたかの検討と、思想としてどのように考えられてきたかの検討の二つの部分より成る。後者のような考察に面向くのはわれわれの本意ではない。だが、後に見るように、心理療法の枠内での考察によっては、われわれの必要とする「心」観が得られず、やむなく思想としての「心」観を展望せざるをえないのである。さまざまな「心」観を展望することで、われわれの必要とする「心」観を紡ぎだせるだろう。

さらに、われわれは本書で、心理療法の過程で生起するいくつかの現象を採り上げ、それが心のどのような機能に対応しているかを考えてみたい。われわれは以前、心理療法の基になる意識の構造や心理療法の目的を分析し（石坂, 1998）、心理療法とは「悩める主体のこれまでの世界理解を変化させ、新たな了解系を獲得し、世界への新たな姿勢を構築するための援助方法（p.32）」とも、「ある個体の意識がシステムとして乱れ、意味変容状態をきたしているときに、他の個体との交流によってそのシステムの乱れを修正し、意味変容状態を変化させる方法（p.69）」とも定義したことがあった。その際、心的現象を意識の構造とその作用の観點から考察した。そして、この場合、意識は心と讀み替え可能なものとして考えられていた。哲学者井筒（1993）は、意識を「自分を取り巻く外的事物（外的存在世界）を感覚・知覚的に認知し、それに基づいて思考し思索し、情動し意欲し、意思する主体、それと同時に、そういう様々な心理的動きをする己自身を自・自認識的に覚知する内的主体のあり方」

と述べ、ほぼ心と意識は同じものとみなしている。神経心理学者苧阪（1998）もまた、心の概念と意識の概念はほぼ同じであるという。ちなみに苧阪（1997; 1998）は意識を、覚醒、アウェアネス、自己意識の三階層を持つ構造として考えている。Nelkin（1996）も同じく意識を心と同じような概念として使用している。だから、われわれが以前試みたように、心と意識を同じものと考える人々がいないわけではない。心と意識の区別は、本来同じものの定義の違いにすぎないといえるかもしれない。

しかし、心理療法についての考察を進める立場に立つと、心と意識を別のものと考えた方がわれわれの當面する課題には適している。心理療法の過程では、心の活動が事物そのものではなく事物の意味と深く関連しており、同じ意識状態であっても、心がある事態に付与する意味が異なることがしばしばあるからである。むしろ心はまったく同じ意味付与などおこなうことがないのかもしれない。すると、心と意識は同じではない。だから意識は心的現象の覚醒度と関連した用語であり、心は意味作用と関連する用語であると定義附けることは可能である。

心と意識を別のものであると考える研究者は當然いる。Damasio（1999）は意識と覚醒とは同時に作動するものであるが、この二つの状態は別のものであるという。意識がなくても覚醒状態にある場合もあれば、覚醒していなくても意識活動が認められる場合もあるからである。彼によると、意識とは自己感や知識と関連した心的活動であり、中核意識と拡張意識に区分される。中核意識とは、生体が対象の認知過程によって自らが影響を受けていることを非言語的に知る事態であるという。拡張意識は中核意識から發展したもので、記憶を持ち事物を自己の觀點からみられるようになった意識である。このように意識は構造を持ち、それぞれ特有の障害を示すものである（Damasio, 1999）が、彼によると心はさらに意識とは違った概念で、心は意識と無意識を含むあるパターンの流れである。この考えによると、心の中に意識が含まれるのである。

意識という語は多義的であり、「睡眠状態に対する覚醒状態を指すこともあれば、行動を制御する機制のことを指す場合もあるし、自我や世界の概念を持っているという意味にも使われる」(Scott, 1995; p.157)。さらに意識はしばしば高度な精神活動、たとえば知性や言語や複雑な認知と関連がある活動であると考えられたりする(Rogers, J., 1997)。だが、正確にいうと、意識と心はやはり違う。Scott（1995）は心と意識を区別し、心を思考する能力、意識を思考の活動と定義している。このように心と意識を区別することは正当であるといえよう。もっとも彼のこの考えが心をうまく把握しているかというと、そうともいえないところが、心の定義の難しさである。意識という用語は、おおよそ「意識する」、「意識的になる」、「意識がなくなる」、「意識が障害される」というように使用される。意識が障害されるとき、「意識水準の低下」がみられたり、「意識の消失」が起こったりする。これらのことばの用法をみると、意識はもっぱら心的現象の作用的側面あるいは機能的側面を示しているらしい。これは Scott の意識の定義に近い。他方、心ということばは、「心模様」、「心苦しい」、「心変わり」、「心が病む」などと使用される。「意識」は、消えたり回復するが、「心」は変わっても消えたりしない。つまり、「心」は、心的現象の主体的側面あるいは実体的側面を表すものとして人々に考えられている。日常われわれの慣れ親しんでいる心は、Scott の考えるような思考する能力に限定されない。

実際、歴史的に見て、心は一つの実体として考えられてきた。中国にあっては、魂魄、わが国にあっては魂、ヨーロッパにあっては精神といわれるこの現象は、いずれの地域にあっても不滅のものであり、身体とは区別される別の実体として存在すると考えられてきた。身体が消滅しても、心は他の場所に移動して行き、消滅しないものであった。さらに、子どもでも、心ということばを知らないうちから、心の存在を認識しているという（Humphrey, 1992）。心は五感で捉えられないにしても、実体験できるものなのである。

そこで、心的現象を意識の觀點からでなく、心の觀點から検討することによって、以前の著作で触れられなかった心的現象の側面が考察可能になるかもしれないし、その考察を通して、心理療法のいくつかの側面に光を當てることができるかもしれないとの希望が生じる。この問題意識に導かれて目の前に現れたのが、本書の第二の課題である。心的現象を意識と無意識を含んだ実態としての心の觀點から考えてみたい。この課題の検討のために、計算機理論や現在の神経心理学や脳病理学あるいは發達心理学が心をどのように考えているかを展望した。この結果得られた心の姿が、従来の心理療法で得られた心に関する知見と一致する場合もあれば齟齬をきたす場合もある。しかし、この考察によって心理療法で考えられてきた心の領域が大きく拡大するはずである。そしてそのことが新たな治療法の着想の手掛かりとならないともかぎらない。

ところで、われわれは、以前の書物でいくつかの重要な問題を未解決のまま残していた。たとえば、それらは宗教にみられる心的現象と心理療法の関係であったり、心理療法における「間主観性」の問題であった。これらは、心理療法に関連した特殊な領域の問題であるかにみえる。しかし、心理療法を実施する上で避けることのできない問題であり、よくよく目を凝すと心の本質部分と深く関連しているのである。特に「信頼感」や「共感性」は心理療法の要ともいうべき心の活動であり、「転移問題」は治療進展のための中枢をなす問題である。心とは何かを考察した後で、これらの問題を、心理療法との関連に視點を据えながら、検討したい。多分、心を構造をもった現象として捉えれば、これらのまったく異なっているかに見える現象が、統一的に理解可能になるはずである。

そして、このことは心理療法における治療効果を生み出す要因の理解に繋るであろう。これが本書で考察すべき第三の課題である。

最後に、これらの考察を踏まえて、自験例を提示し具体的な症例の理解を試みた。心理療法による治療とはどのようなものであるかを考えるためであり、これは前著の治療過程論をさらに深化させるであろう。特に「心理療法の深さ」を考察することによって、心理療法に共通する治療過程が何かが、より一層明確になるはずであり、ひいては心理療法の基礎理論を構築する際の一助となるであろう。そこで議論の進め方の都合上、「心理療法の深さ」をまず考え、その後に症例の検討をおこなうことにした。われわれの心は従来の心理療法で考えられてきたものよりも広大な領域をもった現象であり、そのため、心理療法の過程で実施される技法も多様であり、しかも重層的とならざるをえない。そのことがうまく症例の検討で表出できればと希う。これが本書の最後の課題である。

このような試みが、心理療法の研究のひとつの方向を示しているのかどうか、さらには心理療法を実践する上で意味のあることなのかどうかは、今ただちにわれわれには判断できない。そして本書で展開される心の本質についての議論が正鵠を得ているかどうかについても、いささか心もとない。ただ心理療法の基礎の構築を目指す試みが、わが国においてもおこなわれようとしている（たとえば、下山, 2000）。だからわれわれの試みもまったく根拠のないものではないし、孤独な営みでもないであろう。少なくとも本書が心理療法に携る人々の批判の対象となることを望む。それによってわれわれはもっと理論を深化させられるからである。さらに望むべくは、本書が心理療法に関心のある讀者の思考に幾ばくかの影響を与え、さらに心理療法の基礎理論に関する議論が盛んになる契機となることである。そして、本書の考察が日常の心理療法の場で、実践者がおのれの実践を反省し、深化させる際の手掛かりを与える一助ともなれば望外の喜びである。

第二章　心理療法で心はどのように考えられてきたか

心理療法は心の存在を前提とする。いかなる技法を用いるかは別として、心の乱れや心の歪みを、健全と考えられている状態にしようとしておこなわれるのが心理療法であるからである。すると、心理療法の技法は、それが依拠する理論に含まれる心の概念に大いに影響されるであろう。ところで、心理療法はまだまだ経験的な知のレベルにある学であるにすぎず、理論は心理療法の実践から得られた経験の集積により構築されるしかない現状にある。そして、技法の定式化もまた、経験に基づいておこなわれざるをえない。ところが一旦定式化された技法を実地に応用する段になると、技法はその有限性に直面することになる。技法がある対象に有効であっても、別の対象には無効である事態がしばしば生じるからである。そこでまたこの事態が心理療法の新たな理論化を要請するのであるが、その際その技法がどのような対象に向かい、それにどのような変化をもたらすのかが再び概念化される。理論と技法はこのような循環を経て深化される。心理療法の技法はいずれにしても心に変化を齎すものであるから、その対象となる心がどのようなものであるかを、理論家は視野に入れていなければならない。つまり、心の概念が必要になる。ところが、歴史的に見ても現況を見ても、心理療法の多くの理論や技法に、しばしば心の概念が缺如しているのである。たとえあったにしても、それらは黴の生えたような古いものであったり、あるいは理論と呼ぶには貧弱極まりないといわざるをえない場合が多い。今、試みにいくつかの代表的な心理療法学派の理論を採り上げ、その中に含まれる心の概念を検討し、どのような心の概念がそれらの理論に含まれているのか、そして技法がそのような理論にいかに規定されているか、さらになぜそのような事態になったのかを考えることにしよう。一見遠回りにみえるこの作業は、各学派が心理療法全体の中で占める位置を明らかにし、さらに、それらの利点と限界を見定めることを可能にするであろう。その結果、これらの考察を通してわれわれの必要とする心理療法の実施にあたって、うまく臨床的に合致した心の概念を考案するための重要ないくつかの手掛かりが与えられるかもしれない。

別の観點からもこの考察は缺かせない。それぞれの学派は心理療法の發展の歴史で、何らかの役割を果したのであり、つまりはどのような心理療法でもいくばくかの治療的有効性を持っていたと考えられる。それが偶然でなく何らかの必然性を有しているとするならば、個々の心理療法の技法は心のある側面に対応する要素を持っていたはずである。するとわれわれの構想する心理療法は、どこかにそれらの要素を含んでいなければならない。そして、そうであるとすると、それらの要素は心の機能や構造と関連しているに違いない。そのことをここで考えてみたい。

(一)メスメリズム

心理療法が秘法や宗教行為でなく臨床的治療法としておこなわれるようになったのは、メスメリズムをもって始まると考えていい。Ellenberger（1970）のことばによると、「祓魔術から力動精神医学の運命的転回点（p.66）」が、Mesmerによって齎されたのである。メスメリズムの運動は、フランス革命の勃發する時代である十八世紀の世紀末に出現し、一時期盛況を極めた。市民社会が生まれる時代の出来事である。

メスメリズムの創始者Mesmerは、怪人や妖人の横行した十八世紀の人ではあっても、ウィーンの大学の医学部を卒業した正統な医者であった。彼は医師として名声を手に入れるべく、當時治療困難であった病の治療を目論んだ。そして、ウィーンやパリで多くの患者を集め、一時絶大な名声を博した。Mesmerによる治療は、しかし公的には受け入れられることはなかった。二つの調査委員会が報告するように（Buranelli, 1975; Thuillier, 1988）、つまるところ彼の実施する治療法による治療効果は、彼の想定した方法によって得られたものではなく、別の作用すなわち想像力に働きかけた暗示によるものであった。しかし、Mesmer自身は決して暗示によるものであるとは考えていなかった。あくまでも物理的な作用によるものと考えていたのである。彼の博士論文は「惑星の人体に及ぼす影響」と題する論文であったが、その要點は、彼が一七七九年に書いた「覚書」によると、万物に浸透している流体（宇宙流体）が、地球のみならず生命体のあらゆる部分に作用を及ぼしており、また動物にはある性質（動物磁気）があって、この性質のために人は天体と地球の影響に敏感になっているとするものであった

(Mesmer, 1779)。この流体という概念はエーテルを想起させる。そして當時科学の世界では、Newton の万有引力の概念が君臨していた。Newton の万有引力が作用するのはエーテルのような流体があるためであると、Mesmer は多分考えていたのであろう。當時の多くの人々がそのように考えたであろうし、Mesmer のそのような考えは、人々の目に殊更奇異とも映らなかったであろう。Mesmer の論文が承認され、彼は博士号を授与されているからである。エーテルの存在が科学の世界で実際に否定されるには、十九世紀も後半まで待たねばならなかった。だから他の人々に比して彼の考えが特異であったのは、この流体が物体に対してのみならず動物の神経系にも直接作用を及ぼすとした點である。ただ、「動物磁気」なる流体が神経系に作用するとする彼の考えは、今考えればなるほど奇妙と思われるのであるが、當時はそれほど奇妙でもなかったのではないか。たとえば、Descartes (1649) は血液の微細な部分が脳室に流入し動物精気を造り、これが神経活動や精神の活動の源となると考えていた。このことを考え合わせると、Mesmer の動物磁気という概念には、多分 Descartes の「動物精気」や Newton の「引力」の概念が混入していたといえるであろう。

天体と生体とは動物磁気を介して交互作用すると考えていた Mesmer の前に、ひとりの患者が現れる。その患者は周期的にクリーゼと寛解を繰返していた。あたかも潮の干満のように發作が生じていたのである (Buranelli, 1975)。發作が起こると患者は「血が頭に昇ってひどい歯痛と耳痛を起こし、それに續いて錯乱、狂乱状態、嘔吐、ついには気絶に至」る状態を示したのである (Mesmer, 1779)。Mesmer にはこの症状の出現が月の運動を媒介とした宇宙流体の影響によるものと思えた。この宇宙流体を制御すれば症状は止められると彼が着想したとしても、彼のそれまでの考え方を知っているものにすれば、さほど不自然ではないであろう。彼が実際に治療に用いたのは磁石であった。當時イギリスやフランスあるいはドイツで、磁石が胃痛や歯痛の治療に使われていたし、Mesmerには磁石が普遍力を持っていると思えた（Mesmer, 1779）。磁石は何の媒体も介さずに鉄を引き附ける。當時の人々にとっては不思議な力を持っているものと考えられていたとしても、なんら不思議ではない。磁石の持つ力の本体が判明するのは、Maxwellの電磁気学を経て、二十世紀の量子力学の出現まで待たねばならなかった。だから、Mesmerにとって「動物磁気」という流体の制御のために磁石を使用するのに、何ら抵抗もなかったはずである。むしろ彼には画期的な發想と思えたに違いない。そして、彼は貴重な磁石を手に入れようと多大な努力した。磁石を手に入れた彼は、確信を持ってその患者の胃と両足にそれを載せたに違いない。すると、患者は激しい發作をおこし、その後に症状の寛解を見せた。自らの理論の正しさが證明されたとMesmerは驚喜し、自説に自信を深めたはずである。そしてこの成果が人々の注目を浴び、彼のもとに多くの患者が訪れるようになった。

このMesmerの治療理論は、物理的な概念に依拠している。そして、彼の実施した治療概念は四つの基本原理に要約できるという（Ellenberger, 1970）。一つは物理的流体（宇宙流体）が天体や地球のみならず動物にも作用しているとする考えである。二つ目は、病気の原因は「宇宙流体」の分布が不均衡になっているためであるとの想定である。三つ目はある種の技術の助けを借りて、この流体の流路を開いたり、この流体を貯溜したりできるとする願望である。四つ目は患者にクリーゼを誘發することによって病気の治療が可能である、というものである。すべての病気が宇宙流体の不均衡な分布によると考えられる限り、ある種の病の原因として、心の存在やその乱れを措定する必要はなくなる。その意味でMesmerは心理療法の創始者ではあったにしても、彼の技法そのものが心理療法であるとはいえないであろう。彼は意図せず心理療法を実施していたことになる。現時點でわれわれの所有する生命体に関する知識に照らせば、彼の理論の誤りを指摘することはたやすい。だが、磁石など何らかの物理的作用をもつ物が、万病の治療に用いられるとするこの考えは、今でもわが国に流布する多くの民間療法の中に延々と生き續けている。われわれは依然として、Mesmer の生きた時代の考え方とあまり違わない考えを抱いて生活していると、いえるのかもしれない。

Mesmer の理論からすると、すべての病は彼の治療法によって治癒するはずであった。だが、現実は必ずしも彼の望むようには展開しなかった。彼の技法によって治癒するものとしないものがいたからである。そして、また Mesmer は、そのような効果の違いが感情の影響によるところのあることに気附いていた (Buranelli, 1975)。もっとも、感情の影響に気附いていたとしても、彼の思想は感情が治療に大きな役割を果しているとする考えを許容できなかった。病気は動物磁気の乱れに起因するはずであったからである。彼は死ぬまで普遍原理である宇宙の流体という考えを持ち續け、晩年はその理論の応用である錬金術に没頭したという (Thuillier, 1988)。治療効果は暗示によるものであるとされたメスメリズムが、治療効果を發揮するためには、術者と被術者との間の感情の交流、すなわちラポールの成立が重要なのであった。Mesmer が宇宙の普遍原理によらない治療過程を認めるようになるためには、彼の依拠していた心に関する概念の変更が必要なのであった。

Mesmer の治療理念や治療内容を振返り、われわれが心を考察する際に受け継がねばならない點は、心が暗示によって影響され、心の病の治療には感情の影響とりわけ術者と被術者の間で生起する「感情の交流」が重要であることである。重力や磁気といった物理的力が、心に直接影響を与えるのではないのである。われわれの心の概念のどこかの領域に、この現象が組込まれていなければならないはずである。

（二）催眠術

メスメリズムが公式に否定されたとはいえ、そしてMesmerが一七八五年以降行方を眩ましたとはいえ、治療法としてのメスメリズムが消滅したわけではなかった（Ellenberger, 1970; Janet, 1923）。メスメリズムによってある種の症状が治癒したという事実は残ったのであり、この術による治療はその後も継續しておこなわれたのである（Ellenberger, 1970）。そして、この過程で心理療法の新たな進展が見られた。Mesmerの忠実な弟子であったPuysegurは、Mesmerの方法によって一人の農民の青年を磁化したとき、その青年が眠ってはいても術者と応答ができる一種奇妙な睡眠状態にあるのを観察した（Ellenberger, 1970）。さらにこの青年に対する治療経験により、Puysegurは治療において真に働くのが、術者の意思であることを理解した（Ellenberger, 1970）。これが催眠術の發見であるといわれている。そして、この治療法は今でも有効な心理療法として用いられている（たとえば、中島, 1999を参照）。心理療法が何らかの心理的方法を用いた治療法であるとするならば、自覚的にその治療がおこなわれたのは、催眠術をもってその起源とすることができるであろう。

　催眠術が心理療法の技法として治療者に意図的に使用されるようになってから、今に至るまですでにかなりの時が流れた。一時は心理療法の中心的技法として注目され、その後精神分析学の創設以来片隅に追いやられた感があるにしても、二百年にも亘って確固として治療法であり續けたのである。ところが不思議にも、この長い歴史にもかかわらず、催眠術の定義は未だに困難であり（中島, 1999）、催眠によって齎される状態がどのようなものかも特定されていない。治療のために心を操作しながら、催眠術師たちは心がどのようなものであるか、あるいは術の作用の場である心がどのような構造を持っているかについて、明確な概念を形成してこなかった。なぜこのような事態が生じているのであろうか。初期の磁気術師たちは催眠の客観的現象形態に注意を払いつつも、催眠状態が主観的にどう体験されるかをあまり深く穿鑿しなかった（Ellenberger, 1970）。彼らは、催眠現象がMesmer のいうような流体物の分布や量によるものであるのか、それとも心霊といった生気によって生じるものであるのかに、大いに興味を持ち、さらに催眠状態をもたらす技法やそれによって生じた状態の記載や分類に注意を払うのだが、催眠の本体が何であるかにあまり関心を持たなかった。技法の有効性のみに注目が集まり、なぜ有効であるかは治療者の関心の的にはならなかった。それは Janet（1923）のいうように、心理学がまだ独立した科学となっていなかったためであるかもしれない。言い換えると、心とはなにかという問題が、正面から扱われなかったためではないであろうか。つまり心が科学的に探究されることがなかったことが、一因となっていると考えざるをえない。催眠術現象が一方で生気論的な議論に陥りがちであって（Inglis, 1989）、自然科学の一領域であろうとした心理学の領域から排除される傾向にあり、他方で催眠術は治療においてもあるいは大衆興行においても、もっぱら術が効力を發揮するかどうかに関心が集中したため、催眠術の意識状態の系統的な研究がおこなわれなかったのかもしれない。心は催眠術によって操作される対象に過ぎず、その點が強調されると心がどのようなものであるかはあまり問題にならない。催眠術という技法が作用するかどうかだけが重要となるからである。そしてまた、このことが、催眠術の大衆的使用あるいは見せ物化を支えているともいえる。しかし、心理学が独立した科学として存立している現在においても、催眠状態がどのような状態であるかについて、明確な理論があるわけではない。

現在研究者が催眠術をどのように理解しているかを概観しておこう。藏内と前田（1960）は、催眠の状態を睡眠に似ているが、生物学的に両者は区別できるとし、㈠暗示されやすい傾向が亢進している、㈡感覚や運動や記憶などがふつうの状態よりも容易に変って現れる状態、と定義している。斎藤（1987）も藏内らとほぼ同じような定義を与えているが、催眠状態を催眠トランスと同じと捉えている。この點でいえば、藏内らはトランスをあまり重要視せず、むしろ暗示に力點を置いている。もっとも代表的な精神医学の教科書では、催眠状態は「知覚、記憶あるいは気分の変容を通して適切な暗示に反応できるようになる状態」（Orne et al., 1995; p.1808）であるとされている。Spiegel ら（2000）は催眠状態の三要素として、注意の焦點の狭隘化、周辺の思考や知覚や感情の解離、および被暗示性を挙げている。このように研究者によって微妙な違いはあるものの、これらの定義からすると、催眠状態とは被暗示性の高まった、ある點で睡眠に似た意識変容状態であると考えられるであろう。

われわれは今、脳の活動を把握できるさまざまな手段を持っている。そこで、催眠によって生じた意識変容状態には、脳の活動の何らかの変化が伴っているはずと考えるのは、當然であるだろう。ところが、藏内らの希望と相違して、未だ催眠状態の生物学的特性は特定されるに至っていない（中島, 1999）。催眠ということばの生みの親であるBraidは、この状態が神経の睡眠状態による神経システムの平衡の崩れによって生じると考えた（Goshen, 1967）。Wall（1984）は、催眠が脳の左半球の選択的な機能低下の状態である可能性があるという。さらに最近では脳波やPET検査による所見から、脳の右半球の活動が関与しているとの示唆もある（Spiegel et al., 2000）。だが、これらは未だ確立された知識ではない。さらに催眠は睡眠と似ているとはいえ、睡眠とは違って何らかの意識のある部分の活動が保持されている状態である。催眠状態でも、推論や感情の發露や目的を持った行動は可能であるからである。それを前提にすると、Spiegelらの示唆とは違って、催眠時の意識活動が、脳の左右のいずれかの領域に限定された活動であるとは考えにくい。大脳半球の左右いずれかの活動の低下と考えるより、意識を保持する機能の低下と考える方が実情に合致しているようである。いずれにしても、催眠の生物学的特性が明確になっていない現在においては、催眠を定義するよりも催眠現象がどのようなものであるかを論じる方が有益（Orne et al., 1995）とする実用主義的主張がなされるのも、當然といえば當然であろう。しかし、われわれは、心の構造を考えたいのであり、もう少し催眠と心の関係を考えてみたい。

今まで述べたように教科書で記述される催眠現象の説明は、Mesmerが観察したもの以上に詳細になってもいないし、そこで与えられる定義も深化しているとはいえない。われわれの知りたいのは、催眠によって齎される知覚や記憶や気分の変容がどのようなものであり、被暗示性の亢進がどのような意識状態によって生じているのかである。催眠状態で生じる意識の変容を、催眠の深度によって測ろうとする試みがある。たとえば、催眠の深度は被術者が従う暗示の種類によって測定できるという（斎藤, 1987）。閉眼や筋肉のカタレプシーのような活動は暗示に従いやすいし、催眠を施せば初期段階で実行可能な現象である。それゆえこれらは浅い催眠状態で可能であるといえる。一方、幻覚はなかなか暗示によって生じるのが困難といわれ、しかも深い催眠状態でないと可能ではない。そこで、催眠の深度と暗示に従う困難さが対応していると考えるのは、それほど無理ではないであろう。つまりこの場合、意識が垂直に構造化されているとみなされている。そして、眼や筋肉の動きのような運動系は意識の浅い層と関連し、幻覚などの知覚系は深い層と関連していると考えられている。さらに催眠が深ければ意識の深い層に到達できるという考えである。この理論によると、意識は層構造をなし、催眠は順次意識の深層に到達するための手段となる。しかし、暗示に従う難度は別様にも考えられる。たとえば、暗示に従うことの困難さは、日常生活から乖離した度合によるとするのである。筋肉の動きは日常のありふれた現象であり、幻覚はほとんど非日常的現象である。暗示に従う難度は非日常性の程度と関連していると考えられなくもない。

いずれにしても、被暗示的状態に至るには、催眠術によって、トランスの状態を出現させることが必要であった。ところが、ここでもまたわれわれは理解困難な事態に直面する。トランスとはどのような状態であるかを定義するのはきわめて困難であり、研究者によって定義も対象となる現象もまちまちだからである。トランスを対象とした書物を著した著者自身（Inglis, 1989）が、トランスの定義を与えられていないのである。事実、トランスといわれる現象がどのようなものであるかは未だに明確になっていない（中島, 1999）。それだけでなく、トランスを生じさせるためにすべての人に適応できる方法はない（Erickson & Rossi, 1979）。

ところで、催眠治療は世情広く考えられているような、治療者の暗示による操作的な治療ではない（Erickson & Rossi, 1979）。催眠術による治療は、患者にとって学習の過程であり再教育の手法である。治療者はせいぜい自己表現の仕方に影響を与えるだけであり、患者がそれまでの経験や学習による生活様式を、再統合する機会を与えるだけであるとEricksonら(1979)はいう。再統合は患者が意識している事柄だけでなく、すでに忘れてしまっていたものや意識していないもの、つまり意識的でないものに関してもおこなわれる。この再統合はトランスの状態でおこなわれるのであるが、彼らによると、トランスとは患者の準拠枠や信念の限界が変化する時期、あるいはその時點での意識の状態である。この場合のトランスの定義は、一般に考えられているトランスの状態より広い領域を指しているが、それでもこの時、通常の状態とは違った意識状態が生じているのである。これらのことを明瞭にするためには、やはりトランスの状態とはどのような状態であるかについての明確な定義がほしい。

催眠現象によると、心は決して線形の構造を持っているのではなく、左右においてもそして上下においても層として構造化されており、多くの心的過程が、同時に「無意識的」に活動していることだけは明らかである。さらに、いくつかの心的過程は、明確な意識状態ではないトランスの状態で、本人の意思によらずに外から他者のことばによって影響を受けることになる。つまり、われわれが「意識的」というとき、それが選択や判断や決心といった働きをする脳のいずれかの層の活動によって齎されると考えているとすると、トランスはそのような層が一時的にあるいは部分的に活動停止になった心的状態と考えることができる。逆にいうと、意識を支える構造が幾層か脳にあり、それらは状況に応じて物質的影響を被らないでも活動を低下させるらしいのである。この意識の変容は、Mesmer が考えた磁気のような外側からの物質的影響によって生じるのでなく、ことばで、つまり情報の処理の一様式によって生じるらしい。このことは心の概念を考える上で重要である。つまり、心は脳という物質的過程を基盤にして生じる現象であるにしても、心のさまざまな現象の中には物質を介在させないで変化を生じるものがあり、さらにそれらが時に脳や他の身体部分の物質過程にも影響を及ぼすようなのである。これを Rossi ら（1988）は観念力動的な（ideodynamic）過程と呼んだ。

すでに述べたように、催眠治療の前提となる心は、上下の構造を持ち、しかも同時並列的に情報が処理される場として考えられている。しかも、その心の内部では、意識できるのはほんのわずかな領域を占めるにすぎず、意識の下には少しの心的状態の変化で意識可能となる領域から、ある程度の意識の変容がないと辿り着けない領域や、さらに身体と接しており、決して意識できないが、ことばによる暗示で影響を受ける領域まで、広くかつ深い構造をなしている無意識の領域がある。その下には、ことばの暗示によっても影響を受けない無意識の領域が当然のことながら存在している。トランス状態で生じる生理学的現象がまだ特定されないのは、催眠やトランスという現象が通常の意識活動とは異なる生理学的変化を基盤にして生じているものでないことを示しているのである。つまりは物質的過程を介在しないで変化する心的状態が存在していることを示しているのである。もちろんこの場合、物質的変化が結果として生じることを否定していない。むしろ、物質的過程によって心が変化することもあれば、心が変化して物質的過程が変化することもあるといった事態こそが、心と脳の関係の特異性であるといえるであろう。

催眠術が齎した心の概念に関連する事柄は、意識の下に普段は気附かれない別の意識の層があり、それが日常生活に影響を与えているという認識であった。催眠術とは、「心の意識的な層をつらぬいて奥底にある下意識に影響を与える」（藏内ら, 1960; p59）方法であるからである。もう一つ重要な事柄がある。それは記憶に纏わることである。記憶には、少なくとも二種類の様態があるらしい。Bergson（1896）は、記憶を、一つは思い浮かべるものであり、もう一つは反復するものと、二種類に区分した。前者は通常の記憶であり、後者は学習などによって形成される記憶である。だが、催眠によって明らかになる記憶作用は、思い浮かべるものにも少なくとも二種類あることを示している。催眠状態で、それまで気附いていなかった事柄に気附くという現象を考えてみると、確かに、この事柄は記憶のどこかに潜んでいたのである。しかし、それが記憶されたときもやはり主体がそれを意識していないのだとすると、そのことは何を意味するのであろうか。多分意識を通して記憶される事柄と、意識されないで記憶される事柄があり、それらは同時に主体に体験されることが可能なのである。すると、われわれの心は、主体が気附かないでいる重層的でかつ同時並行的な情報の処理過程を含んでいなければならない。そして、その構造の中で、意識する層がどこかに存在しているはずである。

催眠という現象によって、心理療法は意識が到達可能な領域だけではなく、この無意識の領域をも対象とせねばならないことが、明らかになった。しかも無意識も層をなしているらしい。無意識に到達し、そこでの情報の再統合を可能にすることが、心理療法の一つの役割であるとするならば、そのことを可能にする技法もまた概念化されねばならないのである。

㈢精神分析療法

心理療法の対象としての心を、ある構造をもった存在と考えたのは、やはりFreud（1915）が最初であろう。彼と同時代に生き、またその當時の代表的な精神科医であったJanet（1923）は、神経症に関連して「下意識」や「心的緊張力低下」といった概念を造ったが、心の構造について述べることはなかった。これに対してFreudは、心を意識と無意識に分け、無意識の中でリビドーというエネルギーが移動し、その移動の仕方や移動先のリビドーの量によって神経症をはじめとするいろいろな精神障害が出現すると考えた（Freud, 1915）。もっとも、Freudがはじめて無意識の存在を言い出したのではない。催眠術が流行していた當時、無意識や潜在意識という概念はすでに広く流行していた（たとえばJames, 1902を参照）。Freudの独創は、リビドーという概念を駆使して意識や無意識を力学的に理解しようと試みたところにある。
　この Freud のリビドーの概念は、性的な意味合いを含んでいることを除けば、Mesmer の動物磁気という概念と極めて類似している。いずれも物理学的概念が念頭にある。Mesmer が動物磁気を宇宙全般にわたって瀰漫する流体物と考えたのに対して、Freud はリビドーを個体内部に活動の場が限局されている流体物あるいはエネルギーと考えた。彼によれば、この流体物の流れが押留められたり、ある特定の場所に過剰に配備されると、さまざまな精神的症状が生じる。彼のしばしば使用した抑圧とか備給とか充足といった用語は、彼が心を流体力学的に理解していたことを如実に示している。Mesmer と Freud の概念の違いは、多分 Newton 力学と熱力学の違いであるように思われる。
　Freud はその後意識や無意識で構成されるこの心的装置をもう少し複雑にし、心が三層構造をなすものと考えた。そして、無意識部分をエスと呼び、このエスから生じた意識の部分を自我と呼び、そして自我から發生したものを超自我と呼んだ（Freud, 1923）。自我はその核心である知覚体系に由来しており、「個人の精神過程のまとまった一体制（Freud, 1923; pp.248-249）」であり、記憶の残りに依存している前意識を第一に含んでいるとされる。自我は、知覚＝意識の仲介のもとで外界の直接の影響によって変化するエスの部分であり、ある程度まで現実原則のもとに働く。そして、超自我（理想自我）はエディプス・コンプレックスの遺産であり、内的世界、つまりエスの代理人として自我に対立する。超自我はまた上位自我と呼ばれたりする（Freud, 1940）。Freud の理論からすると、自我と超自我の関係は、すべて幼児の両親に対する関係に還元することによって理解できる。つまり、意識の内部の動きは、個体の体験によって説明可能となるはずであった。ただ Freud は後に個体と環境の関係に重きを置かず、あくまでも個体内部のリビドーの動きを重視した。

この心的装置の不十分さはいろいろと指摘できる。たとえばFreudのいう無意識は、精神分析学の治療理念によるかぎり、その治療過程で意識に転化可能であると考えられており、そうだとするとそれは無意識ではなく「前意識」とする方が現実的である。あるいはこの無意識と、後催眠暗示を説明する際に使用する無意識との異同がどうであるかがはっきりしない。また、正常者にみられる盲視（Blindsight）などの現象（Kolb & Braun, 1995）にみられる無意識過程こそ、無意識過程というにふさわしいのであるが、それと比べるとFreudの無意識は意識過程の中に含まれるといわざるをえない。さらに生理学的な無意識、つまりまったく意識のない状態は、Freudの無意識と違ったものである。このようなさまざまな無意識の現象を考えようとすると、Freudの無意識を無意識の代表とするかぎり、概念上の混乱が生じる可能性がある。さて、無意識については、考察すべき課題がまだま だ残されているが、ここではこれ以上論じないことにしよう。後にもう一度採り上げる機会があるであろう。

無意識の概念だけでなく、リビドーの概念も今では不適切である。この概念は、心の活動の一部を流体力学的に理解しようとした概念装置にすぎず、心の実体を表したものではない。われわれが考えている心は流体力学的に動く物理的実体ではなく、情報の処理装置として活動する脳が出現させる現象なのである。前述したように、Mesmerの動物磁気がNewton力学と磁石の不思議な力に由来する概念であるのに対して、Freudのリビドーは、十九世紀から二十世紀に掛けての石油文明の産物であるといえる。

Freudの心的装置の概念は、精神分析の治療過程で考え出されたものであり、多くの治療過程の説明に利用され、そして多くの研究の源にはなった。だが、このFreudの考えをそのまま承認するとなると、この概念は現時點ではわれわれの心の概念の探求に著しい妨げとなるといわざるをえない。唯一Freudの心的装置からわれわれが利用できる概念は、無意識の概念であるが、これとてすでに触れたように、誤解を生む曖昧な概念であり、しかもこれに附随するほとんど根拠のないFreud的な概念を除けば、Freudの独創による概念はまずないといってよいであろう。心を分析し治療に導くという精神分析学から、心の概念を構築するにあたって何物も得られないのは、あまりにも残念といわざるをえない。これはなぜなのであろうか。多分精神分析学が、治療場面で生じたある現象を理解し、理論化しようとする際に、何らかの根拠を持った、しかし、対立するさまざまな假説を考慮に入れ、その上で自説の正しさを實證的に検討することなく、その現象を既存の概念装置によって説明したり理解しようとした（Grünbaum, 1986）ためであるかもしれない。そしてこの教訓は、心理療法の治療効果の検討や理論構築に際して、現在でも決して忘れられてはならないものなのである。

精神分析学を改変したとされる対象関係論の心の概念はどうであろうか。対象関係論を唱える人々の中でも、理論はいろいろ分かれており（たとえば、北山, 1999を参照）、それらを一様に扱えない。しかし、あえて対象関係論を簡単に定義すると、個人の生活を決定するのは現實的な他者との関係だけでなく、内面化された他者すなわち対象との関係であるとする考え方であるといえる。しかも、後者に力點を置いて治療に當ろうとするのが、対象関係論的精神分析学である。対象関係論では、父親や母親との関係は、自我の内部に取り込まれ、それぞれ活動する単位として保存される。たとえば母親とのよい関係は、よき母親対象として、あるいは母親との悪い関係は悪い母親対象として、自我の中に存在すると考えられている。Freudが自我とエスあるいは自我と超自我の間の葛藤として考えた神経症形成のメカニズムは、自我の内部にある対象や対象と自己の間の関係に移し換えられる。Freud は転換ヒステリーの症状形成を、抑圧されたリビドーが身体に過剰に備給されたからであると説明したが、対象関係論では、「抑圧されたよい対象関係と悪い対象関係を、身体の中での経験の形であらわすもの」(Guntrip, 1971) が症状であると説明される。

この理論は、Freud の理論に比べると、リビドー理論から離れ、現実の対人関係を重要視しようとする點で、前進しているのであるが、心の概念に関しては、Freud の理論より後退しているといえる。無意識の層を想定せず、また心的葛藤を自我の中に取り込まれた対象間の、あるいは対象との関係と考えるからである。ただ、対象関係論は Freud の三層構造を一層の自我の内部に投射したものであるから、その操作によって、対象関係論の自我の内部は、Freud の自我概念に比べると、構造化されることになる。自我は均質なものでなく、経験によりさまざまな対象を組込み複雑になる。しかも内部に保存された対象間でさらに融合や反撥が生じるので、自我は絶えず分裂を起こす危機に曝されていることになる。そこで対象関係論によると、精神療法とは、分裂した自我を統合し全体性を回復させる作業 (Guntrip, 1971) となるのである。

対象関係論では、自我構造がすべての精神現象を説明する基本となる。ところが、その際の肝心の自我とはなにかが、この理論ではきわめて曖昧である。対象関係論者の間で自我の構造がどのようなものであるかに関して一致した見解がない。それは多分、臨床で体験した個別事例を、自我のある部分の構造の問題として普遍化しようとしたためである。その結果、違った症例を経験するそれぞれの臨床家ごとに、自我の違った側面が強調されるため、自我の概念が一様でなくなるのである。今のところ自我の構造がどのようなものであるかについて、確固とした理論はないのである。われわれの心は構造化されてはいるが、その中で、多分自我は小さな領域しか占めていない。精神現象を、自我内部の構造、しかも恣意的に概念化された構造へと還元するのは理論的強制でしかない。われわれは、心の概念を構築する際、対象関係論から、多くの示唆を得ることはないのである。

しかし、Freud の心的装置に有意義な変更を加えた精神分析学者がいるのを見逃すわけにはいかない。Balint (1968) は分析作業に三水準あるとし、エディプス水準と基底缺陥水準と創造水準を区別した。エディプス水準は三人関係の体験であり、この水準では成人のことばが使用可能で葛藤が力動的力を發揮するとされる。一方基底缺陥水準は二人関係の体験であり、この水準ではことばはあまり役に立たず、葛藤に由来しない力動的力が働くとした。また、創造水準は、外的対象の非存在を特徴とする水準である。では、この三つの水準の関係はどうなっているのであろうか。この點についてはBalint のことばを直接引用しておく。「最初期の水準は一次愛の水準で、それと基底缺陥の水準が同時に存在するのではあるまいか。そしてそこから、一つはエディプス葛藤の水準が分化發生し、別に創造の水準が単純化によって發生するのではなかろうか」(Balint, 1968; p.51) ということになる。この引用からは、Balint が健全な精神の發達の最初期に一次愛の水準があり、その歪んだ状態として基底缺陥の水準が現れ、次にエディプス葛藤の水準と創造水準が別方向に發生すると考えているのがわかる。われわれは、彼の理論から無意識の中にことばの及ばない領域があり、それが二人関係を軸として形成された領域であることが理解できる。これは催眠術の経験によって得られた無意識の概念にはなかった心的領域あるいは機能である。外的対象を体験したり知覚する際に、無意識的に知覚されたものがわれわれの行動に大きな影響を及ぼしているという認識は、催眠術によって齎された。Balint の理論から、われわれは無意識の中に対人関係によって形成された基本的枠組があり、それがわれわれの認識や行動に影響を及ぼしているらしいことを学ぶのである。

われわれの心の構造も當然そのような領域を含んでいなければならない。

㈣行動療法

行動療法は、周知のように行動を変化させることが治療であるという治療理念を持っている。飯倉ら（1999）によると、行動療法は人の行動をより適応的に変容するための科学的アプローチとして出發し發展してきた心理療法であり、学習により変化を期待し、行動を刺激と反応という見方で捉える理論である。行動主義者であるWatson（1913, 1914）は、行動主義とは行動の豫測とコントロールを目的としており、意識を前提にしないで動物の行動を研究する方法であるという。この動物の概念の中には當然人間も含まれており、Watsonによると、行動主義とは刺激と反応の様式や習慣の形成や統合を研究する科学の一部門であった。心理学がまだ哲学の一領域であった時代（Fishman & Franks, 1992）に、それを科学の一分野となるようにするためには、ある程度の力技が必要であったかも知れない。観察可能なものあるいは操作可能なものが科学的であると考えられているかぎり、見えないものあるいは操作が困難なものと考えられる心は、科学の領域から排除されざるをえなかった。

この学派では、心は刺激と行動の中間に介在する暗箱であって、存在しないか存在するにしても無視してよいものであった（Skinner, 1974）。そして、想像や判断や推論や概念といった心理学でおなじみの現象は、行動主義の方法では扱えないものとして脇に置かれた。そればかりでなく、彼らは思考過程もある種の筋肉の活動ではないかと考えたりしている。心理的現象をことごとく行動的概念に還元あるいは置き換えをしようとするのである。

言語や思考過程は、陰の行動（implicit behavior）と言い換えられたりする（Watson, 1913, 1914）。Watson（1914）にとって、言語は言語習慣なのであり、それは複雑な反射の組織化であり、身体のつまりは筋肉の習慣化と同じであった。當然この学派では心の構造についての考察は除外されている。

行動主義は、自らの方法論的あるいは理念的制約のために、その探究の対象を著しく狭い範囲のものにしてしまった。たとえば言語活動が学習の結果であるとされると、この学派ではその生物学的基盤（Lenneberg, 1967 を参照）は當然対象外になる。また、交通事故を目撃して電話ボックスに駆け込む人の行動を説明もできない（Pylyshyn, 1984）。Pylyshyn によると、この人の行動は、決して刺激と反射によっては説明されない。その行動を理解するためには、どうしても「救急車を呼ぼう」とするその人の意図や考えを理解せねばならない。これは行動理論では理解できないことである。

Fishman ら（1992）によると行動療法家は、ついに学習理論に幻滅し、意図や思考を再發見するようになったというが、治療法としての行動療法が心の概念を今でも缺いていることに変りはない。思考や意図を行動主義的な用語に還元して説明するのではなく、学習が可能である心とは何か、そしてどのような構造を持っているかが問われねばならないのである。ただ、心が学習したり習慣化するといった側面があり、心の機能を変化させるためには、習慣づけや脱習慣づけも重要な方法であるという點は、無視できない事実である。心理療法はこの方法を自覚的にか無自覚的にかどこかに組み込んでいる。思考や行動がパターンを形成するという特徴を心が持っているのであるかぎり、われわれは行動療法的思考を捨てさることはできない。思考や行動がパターン化され、それらが無意識的に働くこと、そしてそのパターンは意識することによって変化可能であることを示したのが、行動療法であった。われわれの心の概念にも、パターン化の様式が含まれねばならない。

(五)認知行動療法

心理療法をおこなえば、行動療法の理念と相違して、治療者は當然、心の存在を避けることができないものである。Beck（1976）はうつ病の治療に際して、うつ病の人の考えや感情を考慮に入れざるをえなかった。當然といえば當然である。ただ、考慮の入れ方にBeckの特異性があった。この考え方を精神分析的思考と比較してみよう。うつ病を考える際に、Freud（1916）はリビドー論に依拠した。彼は、メランコリーを対象充當がナルチシズムに属する口唇期へ退行することであるとした。そしてその症状形成の力動として、自分を対象と同一視したり対象に向いた敵意を自身に向けるといった機制の存在を想定した。この説に従うと、抑うつや悲哀は、リビドーの対象からの撤退の結果生じるとされるのである。この理論では、うつ病の主な諸症状は二次的なものであると見なされる。これに対し、Beckはもっとうつ病の患者の思考や感情を重視し、むしろこれらがうつ病の症状形成の一次的要素であると考えた。

一方伝統的な精神病理学は内因性メランコリーという概念を造りだし、メランコリーにしばしばみられる性格類型を「メランコリー親和型」（Tellenbach, 1976）として抽出した。几帳面さ、秩序維持性、そして他人への気遣いなどがその性格類型の特徴として挙げられる。このような概念からは、感情調整剤の使用に加えて、この性格類型にとって發症に結びつく重要な特異的葛藤状況の分析と、それに基づく葛藤状況の解消あるいは調整が、まず第一の治療法として浮かび上がる。そして、この治療概念は、今でもある程度臨床的意義を失ってはいない。この考えによると、うつ病の諸症状は、特定の性格傾向の人が特定の環境で示す反応様式であることになる。

Beck は精神分析療法のリビドー概念や内因性や性格類型といった概念に飽き足りなかった。彼はうつ病の人の考え方を分析し、いくつかの特徴のあることに気附いた。彼がうつ病の人の思考の問題として挙げたのは、「自己に対する否定的考え」や「人生体験に対する否定的解釈」や「未来に対する空虚で絶望的な考え」の三つである。確かにこれらの思考は、臨床上うつ病の患者にしばしばみられる。これらが昂じると、卑小妄想や貧困妄想など、うつ病の妄想に発展することはよく知られている。Beck は、これらの思考様式が従来考えられていたように病気の結果とするのではなく、原因であると考えた。症状と原因の因果関係を逆転させたのが、この考えの特異な點である。このうつ病の概念によると、うつ病の治療法は、これらの否定的な考えを肯定的なものに変換することとなる。彼はこの変換過程に介在しておこなわれるのが認知療法であるとした。

もっとも、現在認知行動療法といわれる治療法には、Beck のはじめた認知療法以外にもいくつかのものがある。Dobson ら（2001）によると、認知行動療法には、理性感情行動療法（rational emotive behavior therapy）や自己教育的訓練（self-instructional training）や系統的理性的再構築（systematic rational restructuring）や不安管理訓練（anxiety management training）やストレス予防訓練（stress inoculation training）や問題解決療法（problem-solving therapy）や自己訓練統制療法（self-control therapy）や構造的構築主義的心理療法（structural and constructivist psychotherapy）などがあるといわれる。これらは、個々に用いる方法や注目すべき心的過程の側面に違いはあるものの、心の内面に思考や認知過程があり、このような認知が行動の変化の媒介となるとする理論的視點は共有している。そして、治療目標は対処スキルを身につけるか問題解決をはかるか、認知を再構築するといった三つのクラスに分類される。いずれにしても認知過程が行動や感情の發現に介在していることを認める點で、認知療法は行動療法と袂を分かつ。

現在この治療法はうつ病に限らず、強迫性障害や恐慌性障害や神経性食思不振症など、多くの病態に使用されている（たとえばHawton et al., 1989）。認知行動療法の理論モデルは、大野ら（1999）が述べているように、人は周囲の状況や自分の状態を主観的に判断し續けており、この判断はその人の認知構造や情動と深く関連しており、またその人の行動パターンに大きな影響を及ぼすという考えである。そこで、認知療法は自分の状態を主観的に判断する心に関する理論を持たざるをえないはずである。ところが、この理論の内部で、この點に関してはほとんど考察がおこなわれないらしい。

もっとも現存する認知行動療法で、心に関して考察している點がまったくないというわけではない。それは一つだけある。思考や認知の歪みが、表層の自動思考と深層の假定もしくはスキーマ（大野ら, 1999）の二つのレベルで生じるとしている點である。表層の自動思考とは、ある状況で自動的に湧き起こってくる思考やイメージのことで、その時々の認知の在り方を反映しているとされる。スキーマはその人の基本的な人生観や人間観であり、生まれながらの素質や過去の体験から形成されると考えられている。生まれついた体質や育った環境やそれまでに体験した事柄が一体となって、その人のスキーマつまりものの見方を造っており、そのスキーマをもった人がある状況に遭遇したときに体験する考えやイメージが、スキーマに制約されて自動的に起こってくると考えられている。認知行動療法の心に関する考察はここまでである。その後は実用的に、思考の歪みや感情の持ち方の分類がなされるだけである。たとえば、認知の歪みには、恣意的推論、二分割思考、選択的抽出、拡大視、極端な一般化、自己関連附け、情緒的な理由附け、自分で実現してしまう豫言などがあるという（大野ら, 1999）。確かに臨床上認知の歪みとしてみられる様式はこのようなものであろう。しかし、このような項目は、上に列挙したものに限定されるとはいえず、いくらでも増やせそうである。たとえば極端な卑小化とか、極端な秩序性維持などである。つまりこれらの特徴は経験的に抽出された項目に過ぎないのである。これらはなるほどある病態を特徴附けはするものの、心の機能との関連で理論的に統一して把握されているわけではない。

　認知療法家の提出するうつ病や恐慌性障害の理論モデルは、現在用いられている精神医学の分類体系にある病態の中の著しく狭い範囲にしか當て嵌らないか、時に適切でない場合がある（石坂, 1998）。このような事態が生じるのは、認知療法で心の概念についての考察がおこなわれていないからにほかならない。なるほど、今みたように認知の歪みについては記述的に多くの種類が列挙され、しかもそれ自体は臨床的に有用である。そして確かに治療効果や実際の治療例の報告が多くおこなわれている（たとえばHawton et al., 1989を参照）。だが、われわれの日常生活場面や心理療法の過程で生じる多くの現象を、認知療法家の概念枠だけで説明できるものではない。たとえば、心理療法で重要な治療的役割を果すと考えられる共感性は、まさしく心の働きなのであり、後にみるように心理療法における重要な治療的機能をもってはいるが、認知療法ではこのことが等閑視されている。あるいは、行動や感情に影響を与えるのは認知や思考の歪みだけではない。それ以外の要素、たとえば意識しないで、あるいは思考過程に上らないで思考や感情に影響する無意識の過程が多々あるが、それらを認知療法は考慮しない。そのため治療はもっぱら患者の思考を変化させることに力點が置かれる。治療過程で當然生じる治療者との相互関係が、この理論には缺落しているし、患者が環境との相互作用をおこなう場合、患者の側の思考過程は詳細な検討の対象になるものの、家族やそれ以外の対人関係などの環境要因の方は軽視されることになる。

認知療法の心の概念は、James（1902）が分析したクリスチャン・サイエンスなどの精神治療運動と一味通じるものがあり、心の概念に関して行動療法ほど極端ではないにしても、楽天的すぎるきらいがある。また、この概念は後に明かになるように、歴史的にみて西洋の観念論の系譜に連なっている。確かに、われわれの行動や感情は主体の持つ外界の認知の仕方に左右される。同じ物をみても思考の様式によって、われわれにとってそれの意味するところが違っていたり、またその違いによって感情体験が異なるであろうし、行動が変るであろう。しかし、それは多くある感情や行動に変化を生じさせる道筋の一つにすぎない。思考の様式によってすべての行動や感情が決定されるほど、われわれの心は単純なものではない。感情が思考を変化させる場合もあれば、行動が思考を変化させる場合もある（石坂, 1998）。身体の状態によっても思考や行動や感情は変化を被るであろう。そのような心の重層構造と環境との相互作用の力動を包含した心の概念が、われわれには必要なのである。ただ、心の中にスキーマが形造られ、それがわれわれの行動や思考を左右しているという考えは重要である。行動と同様思考もパターンであり、一度形成されたパターンはある程度強固であり、時に他の心の領域に大きく影響を及ぼす。心は単なる情報の処理装置ではない。処理するための準拠枠を自ら持たねばならない。あるいは心の構造が準拠枠であるのかもしれない。この準拠枠の形成と改変の根拠とは何かを考察することは、心の概念の構築のために重要である。われわれが心の概念を形成する際にも、この視點を缺くことはできない。

われわれは、今いくつかの代表的な心理療法の背景となる心の概念を検討してきた。現在心理療法の範疇にあるとされる学派や技法は数多くあり、今採り上げた以外の学派も考慮すべきであったかもしれない。Rogers, C.R.に代表される非指示的心理療法やわが国で開発された森田療法や内観療法などが、その例としてすぐに頭に浮かぶ。しかし、これらの学派のもつ心の概念を検討しても、今われわれが考察してきたもの以上の概念を得られないであろう。われわれはメスメリズムから認知行動療法までの五種類の代表的な心理療法を選択して、それらの持つ心の概念に検討を加えたのであるが、それはくしくも、心理療法の歴史的発展に沿った考察でもあった。つまり、われわれの検討は心理療法における心の概念の歴史的考察にもなっていたはずである。それゆえ、ここでは採り上げた学派以外の心理療法にも、われわれの心の概念を形成する上で考察すべき題材があるのかもしれないが、心の概念の歴史的検討という観點から、それらを採り上げないことにした。

なるほど、われわれが採り上げたそれぞれの治療法は、学派を形成し、その利用が提唱されるだけあって、それぞれ治療成功例を持っている。それが事実だとすると、個々の治療法はそれなりに治療効果があるといわざるをえない。あるいは歴史的に見て、あったといってよいであろう。だが、これらの治療法が持っている心の概念は、今検討したように一面的であり、われわれの日常生活で、あるいは治療過程でみられる多様な心の現象の包括的な説明を与えるものではなかった。さらに、それぞれの治療効果を持つ治療法が、ある症例に有効であると判断されても他の症例になぜ無効であったのかを、それぞれの理論は説明できないままである。そのため、多くの心理療法が並列し、それらを統一的に説明したり、統合することができなかった。われわれは、心理療法でみられるさまざまな心的現象をできるだけ統一的に把握できる心の理論がほしいと思う。そして、それが、既存の心理療法の諸理論から得られないのである限り、われわれの手で構築するしかない。ただ心理療法の諸学派の理論を検討することによって、われわれは心が無意識の広大な領域を保有しており、しかも縦にも横にも同時並行に情報を処理する構造を持ち、その処理の仕方をある種の準拠枠に沿っておこなっていることを知った。この準拠枠は、生得的であるようでもあり、環境との相互作用で形成されるようでもある。さらに、心は単独で活動するのではなく、他者の心との交流が必要なのであり、そこには感情の交流が大きな部分を占めていることも分かった。われわれの心の概念もこれらの属性を含んだものでなければならない。このことを前提として、われわれの次の課題は、心にこれら以外の属性があるのか、そしてこれらの属性は心の中でどのような位置を占め、相互にどのような関係にあるのかを見定めることである。その試みの手始めに、歴史的に心がどのように考えられてきたのかを考察したい。

この考察はわれわれにとってかなりの困難を伴う。本章でわれわれは心理療法が内包する心の概念を検討したが、この領域はいわば自宅の庭のようなものであった。ところが心の概念の歴史的検討のためには、宗教学や哲学の領域に分け入らねばならない。われわれにはなじみの薄いそれこそ未明の領域である。どこまで進めるか不明であるが、心の概念を構築するために、心理療法家としての視點を保有しつつ、とりあえずの一歩を踏み出してみよう。

第三章　心の概念の歴史的検討

われわれは前章で、さまざまな心理療法の学派が、心を治療の対象としつつも、実は心の構造や存在の様式を十分に検討してこなかったことを明かにした。われわれにとって特に不満であったのは、心には多層な構造があり、しかもその構造自体が環界と相互交流しつつ変化するものであるにもかかわらず、このことが十分に把握されていない點である。それぞれの学派は自派に都合のいいように心のある一面のみを強調するのであった。このような一面的な心の概念は、自派の理論との整合性を図るために形成されたといえなくもなく、そのためそのような概念は、自派内で理解されたとしても、他派の概念との比較や統合という點で多くの困難が生じる要因ともなった。また、いずれの学派においても、心は治療の対象であって、治療を受ける受動的な存在、あるいはもっぱら変化を齎される対象としてしか考えられていない點にも、われわれは大いに不満を覚える。Mesmer の動物磁気説では、心は外部から調整される動物磁気を容れる器にすぎないし、精神分析学では心の一部である無意識が強調されすぎ、苦悩し治療を受けている自我あるいは主体は浮び上ってこない。さらに、行動主義では心の存在さえ認められず、もっぱら行動が操作の対象とされたのであった。従来の心理療法は、心を操作の対象と見なしており、心の持つ能動面を重視しなかったといえる。

われわれが心を思い描くとき、その心はもっと積極的な属性を持っている。心の積極的な属性とは、思考や行動が物質の運動や計算機の演算と違って持っている特徴であり、それは「意図（intentionaritiy）」あるいは「志向性」と呼ばれるものではないであろうか。さらにはこれに加えて「意味生成性」（石坂, 1998）を挙げてもよいかもしれない。そして環境との相互作用の過程で心を持つ個体が引き起こす感情や情動も、心の重要な属性であることを忘れるわけにはいかない。これらの属性が缺如した心はどこか無機質の様相を呈し、機械的操作の対象であり、われわれの日常思い描く心の概念にそぐわない。

心理療法は心を対象としており、確かに心の内部に何らかの変化を生じさせる方法なのであり、その意味で心は操作の対象ではあるが、別の面から見るとその変化を生み出すのはやはりその心自体なのである。変化の対象でもあり、かつ変化の主体でもあるのだ。われわれはこのように心理療法の対象でもあり、変化する場でもあり、また治療を引き受ける主体でもある心の概念を必要としている。そのような概念を構築する手掛りを求めて、まず洋の東西にわたって歴史的に心がどのように考案されてきたかを検討してみたい。

(一)心の佛教的概念

見えもせず触れもできない心が、思考の対象として人々の関心を引くようになったのは、洋の東西を問わず、それほど遠い昔ではない。それまで心的現象は、その存在に気附かれていたとはいえ、もっぱら魂として考えられるだけであった。魂の構造や機能が解析されることはなかったのである。多くの漢字は脱魂や憑依と関連したシャーマン的儀式を表現したり定着させるために生み出された（白川, 1987）。逆にいうと魂に関連した儀式は、それほどまでに人々の生活の中できわめて重要な領域を占めていたのである。しかし、繰返しになるが、その場合、魂はひとつの実体として存在していると考えられているだけであり、魂の持つ属性やその内部構造は思考の対象とはならなかった。漢字を生み出したこの文化圏では、その後、心は気という概念で捉えられるようになった。それも陰と陽の二つの気の複合体として考えられたにすぎず、心の実体やその構造が考察の対象となることはほとんどなかった。この文化圏の辺境に位置するわが東海の小島にあっては、それゆえ近年に至るまで、心が考察の対象になることはなかったといっていい。もののあわれを感じる様は、詩歌や学問の重要な課題であり、その分析は詳細を極めるが、感じる主体である心は、ただ感じる心としてすでにそこにあるものとされていたにすぎない。四季の移り変りや人との交渉に揺れ動く心はあっても、それが知覚や思考や感情といった多くの要素を持ち、しかも内部に構造をなすものと考えられることはなかった。ただ例外となる思考の伝統が一つだけあった。それはインドから伝来した佛教である。わが国の思想や理論は、絶えず佛教思想からさまざまな影響を受け続けたのであり、心のような実体の見えないものについての考察は、抽象度の高い思考様式をもつこの教義の内部でおこなわれざるをえなかった。

佛教はそれ自体内部にさまざまな考えを有し、そこで考えられた理論をつぶさに検討することは、われわれには不可能である。そこでわれわれの目に触れえた文献を手掛りにして、わずかばかりの領域を垣間みることにしよう。きわめて不十分かつ未熟な考察ではあるが、心理療法における心の概念を手に入れるために、これらの考察は避けることができないものでもある。自らの限界を自覚しつつ、とりあえず難題に取り掛かることにしよう。

わが国ではじめて独自の思想を展開した人として空海をあげることができる。年若くしてすでに儒教や道教と比較し、佛教の優位性を主張した空海（797）は、その後に菩提とは自らの心を如実に知ることであるとし、十種類の心の状態を記述した（空海, 830）。そこに記述されている心の状態とは、欲情のままに行動する異生羝羊心から、完全な悟を得て真言の秘密を体得できるようになった秘密荘厳住心に至る十種類である。しかし、この十種類の心は佛教的修行の深まりに従って低から高へと十の段階を踏んで上昇するのであり、それゆえ構造として十層をなすとはいえる。だが、この構造は空海が理解した悟の段階を示しているのであって、決して現実の心の構造そのものを示しているのではなかった。

数多くある佛教思想の中で、心を詳細に分析し、その構造を記述しようとしたのは唯識といわれる思想であった（服部・上山, 1970）。唯識論に拠れば、心はアーラヤ識と自我意識と六識といった区分がなされる領域から成り、それらが機能することとされる（服部・上山, 1970）。この思想によると、心はアーラヤ識をその中核とする。アーラヤ識とは無意識あるいは潜在意識の領域にある識とされ、これが瞬間毎に継起して識の流れを形成する。また、アーラヤ識はあらゆる存在の住居であり、一切の存在の種子を持つ。つまりアーラヤ識が存在を醸し出すのである。

また、自我意識はアーラヤ識の流れを自己とみなす思惟を本質とする識で、マナスと名附けられる。そしてこの識に加え別に六つの識があるとされる。六識とは、五種類の認識器官すなわち眼耳鼻舌身と、それぞれの器官対象に思考力が介入して成り立つ認識である。ところで、この思想によると、識の中心には絶えずアーラヤ識があり、対象の認識もまたアーラヤ識にあるすべて、つまり無限の過去から保持されてきた種子を拠り所として生じるのである。認識対象も認識主体も源を同じくしており、それがアーラヤ識なのである。しかもアーラヤ識は心の中核をなす。この奇妙な循環論には當惑するしかないが、この思想に依拠するかぎり、外界の諸現象は心と独立していないばかりでなく、心がそれらを生じさせていることになる。病や苦悩も當然心が生じさせている現象、つまり妄想《もうぞう》となる。アーラヤ識を基盤とした心が造り出す表象のみが存在するのであり、外界の客観的実在としての存在物はないという思想が、唯識である（服部・上山, 1970）。この思想はあらゆるものが心の作用によって生じているとするので、徹底的な唯心論なのである。

ここで重要なのは、この佛教思想の代表的な唯心論が、単に認識論として構築されたものではない點である。佛教の一つの理論である唯識論は現世の苦の根本を知り、それから解脱するための理論であり、そして佛教は解脱のための実施法を持っていた。つまり認識論であり存在論であり、かつ実践論でもあった。その目指すところは悟の境地に至ることであるが、悟とは、心がすべての現象の源でありアーラヤ識にその種子があると知り、アーラヤ識の種子を断つことである。そして、アーラヤ識の種子を断つ過程が行である。長い年月の間にさまざまな人が悟を得ようとしてさまざまな様式の行を試みたであろうが、多くの行はつまるところは止観に収斂するのではないであろうか。「摩訶止観」を著した天台智顗（1966）は、行には数多くあるが、それらをまとめると四種類になるとした。常坐、常行、半行半坐、非行非坐がそうである。ここで坐とはいわゆる坐禅、行とは歩むことである。非行非坐とは坐と行以外の修行方法を指す。この四種類は行為として外に表れた行である。行を実施している主体の内部では、その間「止」と「観」が思考過程でおこなわれる。止とは思考を止めることであり、観とは心に何らかのイメージを描き、そこに没入することである。つまり、さまざまな行はこのような思考の操作が可能となるための手段なのである。ともあれ、行の実践を通して、アーラヤ識を根拠として成り立っている自己は、実は不在であることを身をもって体験し、心は本来清浄であると体感することが、解脱への道とされた。

唯識思想はこのようにアーラヤ識を起点とした心の構造と働きの理論を展開しているが、今までの検討だけではアーラヤ識と自我意識の関係が今一つ明確にならない。自我意識こそ心理療法の対象なのであるから、われわれにはこの関係が気に掛かる。唯識論では自意識とはどのようなものであるのか。服部ら（1970）によると、唯識論で考えられている自意識とは「識の変化」によって、「実在しない自己を仮構することの餘習がアーラヤ識の中に種子として保持され、それが成熟して現勢化したもの」である。こう説明されても、やはり、この二つの識の関係は曖昧である。また、アーラヤ識から自意識が出現する過程も漠然としている。

唯識論の把握する心を拡大し、さらにより詳細に区分し、かつそれぞれの識の作用や相互の関係を考察した思想が「大乗起信論」（宇井・高崎，1994）に示されている。「大乗起信論」では、すべての現象の源である法は真如であるとされる。真如はまたわれわれの心そのものでもある。つまり、意識と存在のゼロ・ポイント（井筒，1993）なのである。真如は増えもしないし、減りもしない。変化なく破滅もなく、空であり不生不滅である。では、なぜわれわれの心が生成消滅する現実界を生み出すのか。「大乗起信論」は無明によるのであると説く。われわれの心は本来真如であり、真実を宿した如来藏であり、生滅しないが、無明により生滅する層を含むのである。この不生滅層と生滅層を合わせたものがわれわれの心であり、「大乗起信論」はこれをアーラヤ識という。このアーラヤ識は、唯識論のアーラヤ識とは少し違ったものである。唯識論では、アーラヤ識は妄想を造り出す源と考えられていたのに対して、「大乗起信論」では、真如層と妄想を生み出す層が合わさったものがアーラヤ識と考えられているからである。存在論的に不生滅層と生滅層を包含するアーラヤ識は、意識論的に見ると覚と不覚の二つの状態を取りうる。「大乗起信論」では、不覚から覚に至る四段階が想定されているが、それはさておき、不覚は三つの細層に区分される。無明業層と能見層と境界層である。無明業層は、無明によって心が動き始める層である。心が動くと対象を認知する主観の層が現れるが、これが能見層である。心が動いて主観が働くと対象が現れる。それが境界層である。これらの層が働くと、それぞれに識が生じる。たとえば無明業層が働くと業識と呼ばれる識が生じ、能見層が働くと転識が、そして境界層が働くと見識が生じる。

さて、この基本構造を基にして、対象に関連して六種類の心の相が現れる。それらを総称して麁といわれる層があり、その下に、愛不愛の分別が生じる心である智相、快不快が生じその思いが不断に續く心である相續相、対象に囚われる心である執取相、対象の名称を造り出しそれによって判断する心である計名字相、名に囚われて種々の業を生じる心である起業相、業によって自由を失う心である業繫苦相の六種類の相が含まれる。この六種類は智相から順々に前の相を起點と生じ、しかも後ろに行くほど業が深まると理解されている。この意識論にみられる識の変遷は、実は修行過程の逆の過程を進んでいるのであり、本當は業繫苦相から如来藏に至る過程で、体験される心の状態なのであった。そして、佛教の究極の目的は、すべての現象や存在は心の造り出したものに過ぎないことを知り、悟の境地に至ることであるから、心の動きを止め、すべてのものは存在せず、知覚もできないと観ずることが、この意識論の究極の状態なのである。だから、「大乗起信論」でも、修行の中心は止観を修めることになる。このように、この思想では、意識論と存在論の間には完全なパラレリズムが成立している（井筒, 1993)。そして、またなによりも実践的な思想でもあった。

唯心論であれば、心の動きを操作することで、現象が変化するとされるのも當然の帰結であろう。この唯心論的世界観はわが国の佛教にも深く浸透し、たとえば道元（1243）は「草木国土これ心なり」（佛性第三）といい、「心とは山河大地なり、日月星辰なり」（即心是佛第五）という。確かに、われわれが眼をつぶればわれわれにとって物は見えず、考えなければわれわれにとって現象はない。佛教哲学が主張するように、すべての現象は心が造り出したものであり、心は本来空であるとするならば、心を滅して空の状態におけば、本来ありえない苦しみや煩悩を消失させることができるし、それが人生の目的であるとする立場が成立することはあるであろう。植物に生はあっても心はない。そこには苦しみや煩悩の生じる余地はなく、ただ季節の移り変りに従って花を咲かせ実を結ぶ。これを年々歳々繰返す。確かに、そのような生存様式が一方の極に理想として存在するであろう。無常をなげく心が、理想として描く一つの世界である。

しかし、すでに外的世界が心とは独立に存在することを、認識の根底に置いて生活しているわれわれにとって、このような心の概念による世界の把握の様式は、古い転倒した思想であると思える。われわれの生まれる前に世界はあるのであり、ただひたすら心を空しくして坐しても、現実の問題は解決しないからである。では、このような佛教的唯心論は果して心理療法において無効であり、すでに死滅してしまっているのであろうか。現状をみると、必ずしもそうとはいえない。認知療法の治療理念や精神分析学の治療理念あるいは森田療法の治療理念を省みると、すでに検討してきたように、そこに唯心論的發想が潜んでいることがわかるであろう。

ただ、現在のこれらの心理療法は、佛教哲学のように、心が外界の諸現象を造り出しているとはみなしていない。そこで、われわれの心が世界を造り出しているとする佛教哲学のような考えを「強い唯心論」と定義し、われわれの心が世界を造り出してはいないにしても、思考や知覚の様式によって自らの行動や感情が影響され、さらにその結果、日常生活に支障をきたすため、そのような思考や感情を変えることが治療的であるとするいくつかの心理療法に代表される考えを、「弱い唯心論」と定義すると、この「弱い唯心論」が現時點で誤謬であるとする證拠はまだない。逆に、錯覚あるいは思い込みがどれほどわれわれの思考や行動を支配しているかをみれば、積極的に「弱い唯心論」的思考を支持したくなる誘惑にかられる。占いや祈りは唯心論を根拠にして成り立つ行為であるが、われわれの日常生活にはこのような行為が蔓延している。心理療法でも、この「弱い唯心論」的思考が技法の根拠となっていることが多い。精神分析学では、過去の出来事を解釈し直すのが治療であったし、認知療法では思考の様式を変えることが治療目標であった。森田療法では「あるがままに」を体得することこそ、もっとも重要な治療転機とみなされる。これらすべては「弱い唯心論」の範疇に入る治療理念である。「弱い唯心論」は誤りであるのか、あるいは何らかの根拠に基づいたわれわれに固有の思考の一形態なのか。この考え方以外の思考様式が心理療法で可能であるのか。これらを考えるためには、もう少し心の概念の歴史的変遷を辿る必要がありそうである。

(二)近代ヨーロッパの心の概念

西洋においても、心は身体に依存せず、独立した存在であると考えられる傾向にあったといってよい。この考えはプラトン（1998）の書いた「パイドン」に見られるようにギリシャの時代からあり、中世ヨーロッパはもとより近世に至るまで、ごく當り前の考え方であったといってよい（Feuerbach, 1866）であろう。ただ、この考えには幅があり、心が身体と独立した存在であるとする心身二元論的考えと、身体も含めて現象はすべて心のなせる技であるとする唯心論まで、いろいろの考え方があった。

近代ヨーロッパの心に関する考察はDescartesから始まる。Descartes（1644）は、物体的実体と精神すなわち思惟する実体の二つが存在することを認めた。いわゆる心身二元論である。身体と精神は別のものであるとしたのである。これは日常の体験に根ざした常識的判断であるかにみえる。しかし、この考えを受け入れるにはいくつかの難點がある。触れもできず見えもしない精神が、触れもできるし見えもするまさしく物体である身体を動かしうるのはなぜか。非物質が物質に作用を及ぼすのは、どのようにしてかという難問を解決しなければならない。彼はこの難題に答えるために、動物精気なる概念を導入する（Descartes, 1649）。脳の空室に流入した血液の微細な部分が動物精気を生じ、この動物精気が神経管の中を流れて筋肉を動かす。そして、精神は脳の中心にある小さな腺（松果体）に主な座をもち、そこから動物精気や神経や血液を介して身体に作用を及ぼすのである。Descartesはこの関係を図示までしている（図1）。

この心身二元論はその後長らくヨーロッパの思想界で論議の対象となったのであるが、彼は心の概念に関して、もう一つの重要な哲学的問題提起をおこなっている。「我考えるゆえに我有り」（Descartes, 1637）の宣言である。これは考える主体の宣言であった。思考はしばしば誤ることがある。感覚も時に當てにならない。不鮮明であったり錯覚があったりし、確実ではない。にもかかわらず、私が考えているという事実は消しがたい。考えている

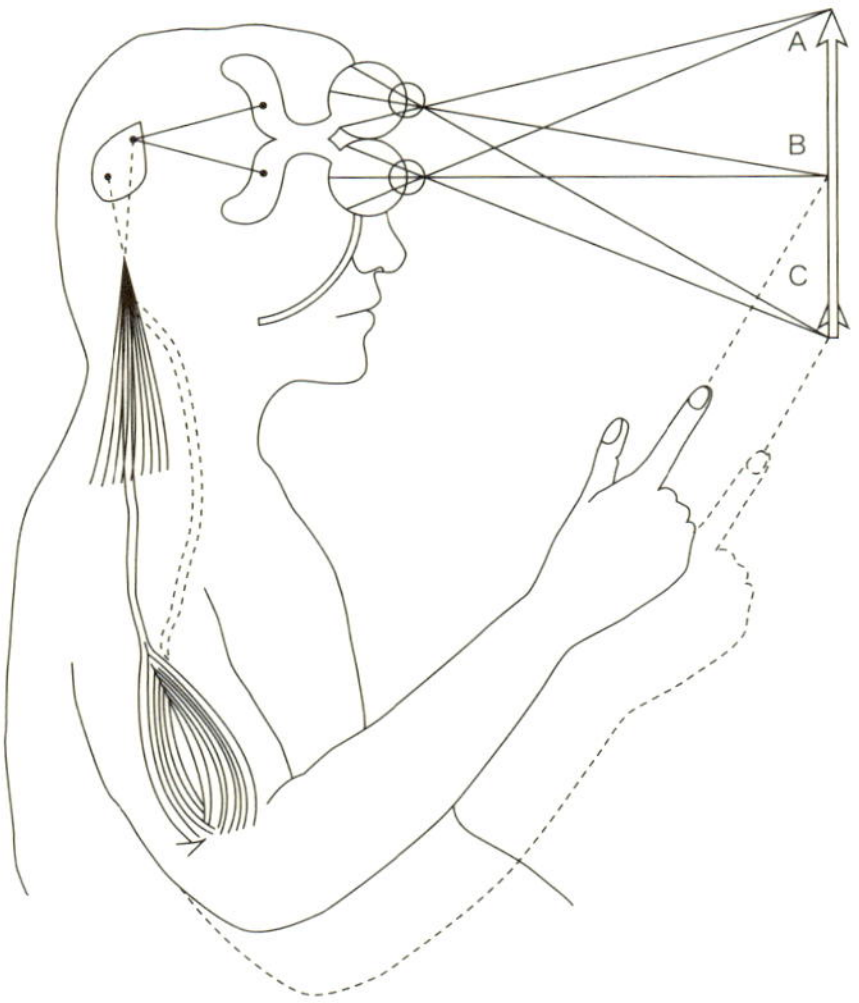

図１

私が存在しないかぎり、感覚も錯覚も生じようがない。私の存在がすべての事実に先行する。この認識が、あらゆるものを一度は懐疑の対象とした後で到達したDescartes の結論であった。

ところが、考え直してみると、心身二元論や主体の宣言によって、Descartes は心身問題や認識論の問題を解決したのではなかった。彼の学説によって、むしろ隠れていた問題が一挙に露出してしまったというべきである。松果体に坐する精神は、なるほど動物精気を通して身体を動かすとして、物質でない精神が物質である身体をどのように動かしえるのであろうか。あるいは物質である外界を非物質である精神が感じたり、知覚したりするのはどのようにして可能なのであろうか。本當に精神は脳の局所である松果体に坐しているのであろうか。もしそうだとして、非物質である精神が物質である松果体にどのように坐することが可能なのであろうか。このように Descartes 的理論では、精神とは一体なになのかが、一向に明らかにならないのである。

さらにDescartesは「我考えるゆえに我有り」と宣言してはいるもの、この宣言の中にある「我考える」の「我」と「我有り」の「我」は同じなのであろうか。そして、これらの「我」もやはり松果体に坐しているのであろうか。このように問題は止めどもなく噴出してくる。

そして、物質としての身体と非物質としての精神の相互作用の問題や、精神の局在の問題や、思考している「我」と思考している「我」を見ている「我」に関する問題は、Descartesによってはこれ以上に考察されなかった。彼の後にこのような難問が残されただけなのであった。たとえば二十世紀の後半に神経生理学者として活躍したEccles（1982）でさえ、このDescartes的問題に悪戦苦闘せざるをえないのである。Ecclesは、大脳皮質補足運動野が運動の生じる前に發火する事実を基にして、この領域に心が内在するという。このときEcclesはDescartesと同じ二元論に立っている。つまり、松果体が、最近の科学的知見を踏まえて、補足運動野に置き換えられただけなのである。基本にある思想は両者の間で変化していない。この二元論はわれわれの常識に深く根ざしているため、それを改変するのがきわめて困難なのである。

これらの問題の一つに果敢に組んだのがKant（1781）であった。彼が解明しようとしたのは、われわれが外的事物をどのようにして認識しているのであるかという、認識の様式の問題であった。Descartesが松果体で動物精気と精神が接触して認識が成り立つとした認識様式の素描は、あまりにも簡単すぎるし、逆にいうと認識論的にはなにも説明していないに等しい。松果体という器官の存在を知らしめただけにすぎない。われわれの素朴な体験によると、外部の刺激によって感覚が励起され、それとともに知覚が生じ、そして物の認識がおこなわれる。

物は外的事物であり、精神はKantの生きた當時にあってはまだ非物質である。物質でない精神が物質を認識するとはどのようなことなのであろうか。Kantが臨んだ課題はこのような難問であった。

物質と精神の出会う境界の問題を解くためには、唯物論でもなく唯心論でもない道を歩まねばならないとKantは考える。物質的および心的要素の遭遇を扱わねばならないから、物質も精神も共に考察の中に含める必要があるであろう。Kantはまず、精神機能を感性と悟性と理性に区別する。感性とは外的対象に触發されて外的事物の表象を受け取る能力である。悟性は認識能力であり、それも経験に関した認識能力である。ところで、認識するとは同じものを同じものとして把握することであるから、ある種の規則を當て嵌めることであると考えられる。それゆえ悟性は規則を用いて現象を統一する能力ともいわれる。理性もまた認識能力であるが、悟性と違い、経験によらず悟性の規則を原理の元に統一する能力である。Kantにあっては、もう一つ直観という概念がある。感覚に属していないが、さりとて悟性にも属さず、しかも表象の形成に缺かせない要素があり、彼はこれを直観と呼んだ。認識が推論や経験を経ないで直接対象に関係するための方法、また一切の思惟が手段として求める方法が直観である。物の延長や形態の認識が直観の例であるという。感性の純粋直観として、Kantは空間と時間の二つの形式を挙げた。空間や時間の感覚は経験によって形成されるのではなく、逆に経験を可能にする基礎だと彼は考えたのである。

さて、Kantはこのような概念装置によって、外的対象の認識が説明可能であるという。彼による認識様式の構図を簡略に示すと、図2のようになる。まず外的対象物が心を触發する。すると心の内部にある感性が触發されて、外的対象物に対応する表象を形造る。しかし、この表象はこの時點ではまだ現象に過ぎない。Kantはこれを

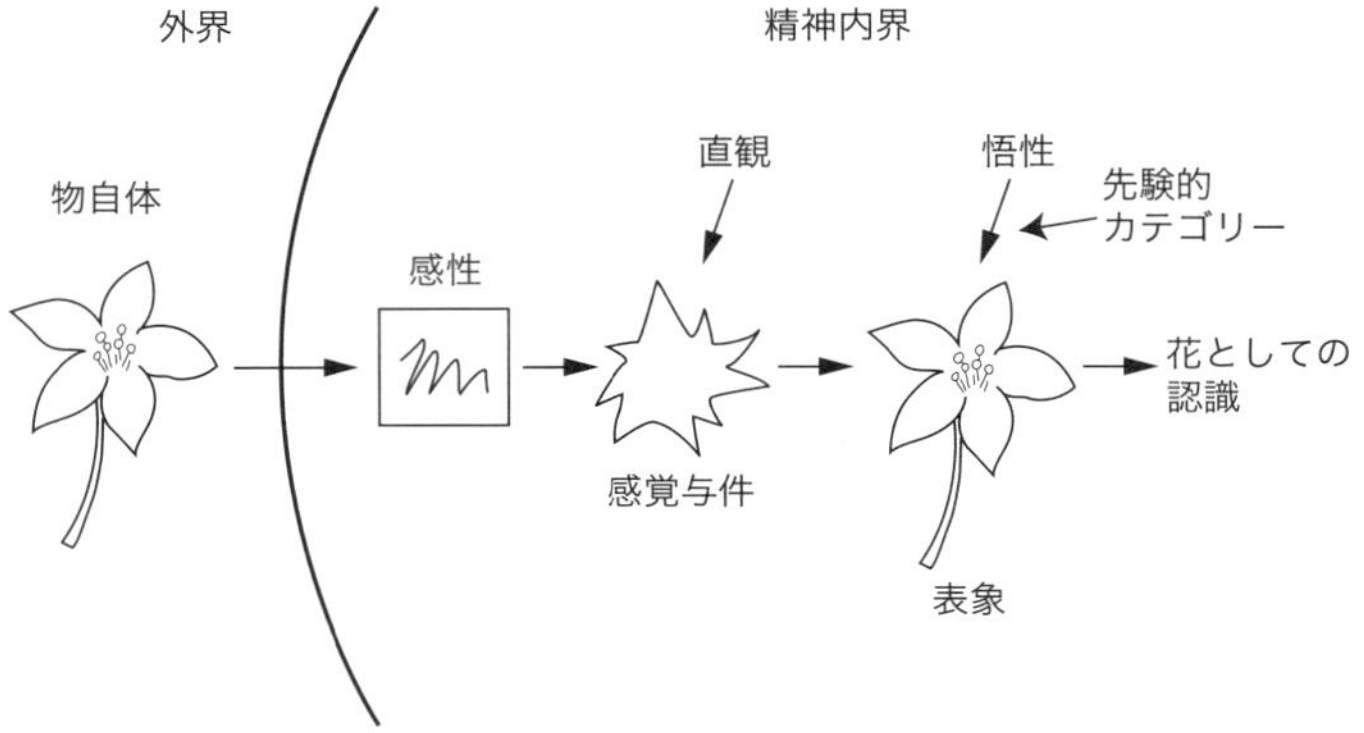

図２

感覚与件という。この現象が主体に認知されるためには、これに感覚に属さないもの、つまり先験的に与えられている現象の形式すなわち直観が作用せねばならない。その作用を受けて、感覚与件は表象となる。しかし、この時點でも表象は現象にすぎない。この表象に悟性が自らの持つ概念を當て嵌めると、この表象に関する認識が成立することになるのである。Descartesの動物精気は、Kantにあっては感覚与件となる。そして、Descartesの精神は、悟性や理性という名を与えられる。Kantの考えの要點は、この悟性のもつ概念形式が経験によらないもの、つまり先験的なカテゴリーであるとしたことであろう。Kantの提示する概念の中には、感覚と感性との関係や表象の定義、あるいはそれと現象の関係、および認識作用と認識対象の関係などに関して、曖昧な部分がある。たとえば、感官の知覚が「意識を伴う経験的表象」（Kant, 1798）と定義されたりする。だが、Kantの定義では、知覚と表象は違うカテゴリーに属するはずである。それをこの部分では区別しないため、彼の理論の難解さが増すのである。しかし、外的対象物によって触發されて心の内部に形成された表象に形式を与えることが認識なのであり、この形式は先験的に心の内部に備わっているというKantの認識論は明確である。そして、Kantの考えの特異さは、われわれが外的対象物の表象を認知できるにしても、物自体は認識できないとした點にある。われわれの認識は先験的カテゴリーの形式を表象に當て嵌めることによって可能となるのであり、逆にいうとこの形式以外の認識は成り立たないというのが、Kantの思想であった。われわれは物自体を認識しているのではなく、われわれに固有の仕方で物を認識しているにすぎない。この思想は先にふれた「弱い唯心論」と気脈を通じている。

プラトン（1979）がイデアと名づけた概念は、Kantのこの物自体の概念に対応するよく似た概念である。しかし、両者は正確には同じではない。プラトンは、人々の認識は洞窟の奥の壁に映っている本當の事物（イデア）の影を見ているようなものであり、それは人々の無知によるものであるとしたが、一方で正しい学的営為をおこなえば、正しい認識に至るとした。プラトンにあっては、認識は真理に到達可能と考えられている。これに対して、Kantは外的事物である物自体の認識はあくまでも不可能であると述べた。われわれの持つ認識様式に固有の限界として、絶対的真理の認識は不可能なのである。このKantの議論は一見奇妙ではあるが、近年の認知科学の知見とよく一致している。たとえば視覚領域に見られる錯覚現象（Nørretranders, 1991; 下條, 1995）は、われわれが、現実をありのままに見ているのではなく、われわれの認識様式でしか見ていないことを如実に示している。Kantの「物自体を認識できない」とする考え方は、われわれの認識形式の実態にかなり肉薄しているのである。

さて、この理論によると外部の物はそのものとしては認識されない。Kantの用語でいうと、物自体は認識されない。認識はあくまでも主体の側の先験的カテゴリーあるいは認識様式に沿っておこなわれているからである。

客観的認識ということばに慣れてしまっているわれわれには、Kantのこの理論は誤謬のように思えるかもしれない。しかし、われわれはわれわれに固有の眼の能力以上には見えないし、耳の能力以上には聞こえないし、思考能力以上には思考しえない。さらにKantのいう感性的直観が与えられない限り認識は成立しない。その意味で、Kantに誤りはない。われわれの認識は成立基盤において主観的なのである。子どもの言語の獲得に関する問題が、この辺りの事情をよく表しているであろう。子どもは生まれ育った土地のことば、すなわち母国語を話すようになるという意味で、言語は経験的に獲得されるが、一方で子どもはどのようなことばも獲得可能であるという意味で、言語能力は生得的に備っているといえる。この言語能力はChomsky（1980）によると文法能力なのであるが、いずれにしても認識の形式は生得的あるいは先験的である。あるいはHeiderbergの相補性の原理やGödelの不完全性の定理が示すように、われわれの認識はこれらの限定された範囲の中で限定される認識能力をもってするしかないのであり、Kantのいう先験的カテゴリーの枠内で認識が成立するのである。このように考えるとKantの認識論の意義は、認識は内部表象によっておこなわれるのであり、物自体は認識できないとしたこと、および理性は誤謬に陥ることを、つまり絶対的でないことを指摘した點にあるといってよいだろう。

なるほど、認識はKantのいう先験的カテゴリーの枠内でおこなわれる。だが、これで認識問題が解決されたわけではない。もっと根本的な問題が残る。その問題とは、Kantの空間や時間の形式が直観の形式であって外的世界の形式ではないという命題が誤謬であるとか、物自体という概念が幻影のごとく曖昧であるといったことにあるのではない。主観的認識がなぜ客観的でありうるのかという點こそが、根本的な問題なのである。経験は相対的であり、経験による限り、決して普遍妥當的な命題を生み出さない。ある個体が空を見て「青い」といったとしよう。さらに他の個体がその音声を聞いて、同じく空を見上げ、「青い」といったとしよう。その時この二つの個体は同じものを認識しているのであろうか。同じ物を認識しているとして、それはどのようにして確認できるのであろうか。「青い」という表象はそれぞれでありうる（Frege, 1892）から、同じ音声を發したとしても、同じ表象つまり空の色を頭に描いている保證はどこにもない。また、この「青い」は空の色と関連して二人の口から發声されたとしても、本當にその色は同じ青として認識されているのであろうか。色彩視には、色の恒常性といわれる特性がある（Zeki, 1993）。バナナやオレンジの色は、白昼光の下でも蛍光灯のもとでも、同じ色として認識される。実際のものの表面の反射光の波長成分は、環境からの光に影響されて、さまざまに違っている。それにもかかわらず、眼はバナナを同じ色として認識している。一方で色の誘導という現象がある。周辺を別の色で囲まれた中心にある小区画の色は、周辺の色に影響されてその反対の色調を帯びるようになる。これら一見矛盾する視覚現象が生じるのは、色の知覚が同じ波長域の光に対するさまざまな表面の反射率の比較と、異なる波長域に対する明るさの比較という二つの比較によって成立するためである。「色は比較の結果を比較することによって生じる」（Zeki, 1993）のである。だから、色の恒常性は環境の恒常性を前提にしている。恒常性がないと、「青」は同じ色でなくなるのである。すると、この場合同じ「青」といったとしても、違った色を知覚していることになる。さらに、虹の色分けが文化によって異なるように、色の認識は歴史的文化的な影響も受けている。それにもかかわらず、認識の普遍妥當性が保證されるのは、どうしてであろうか。Kant の説明によると、個々の個体は色を認識する際、それぞれに色に関する先験的カテゴリーがそなわっていて、それの作用で空の色を認識していることになる。つまり認識の普遍妥當性は先験的カテゴリーの形式の普遍妥當性に置き換えられる。もしそうだとすると、この先験的カテゴリーがAの個体とBの個体で同じであることが、どのように保証されているのであろうか。さらに、物の認識でさえ問題であるとしたら、ある人の苦しみや悩みといった主観的体験を他の人はどうして知ることができるのであろうか。Kantのことばによると、「思惟の主観的条件がどうして客観的妥當性をもつのか」という問題が、解決すべき課題として、相変らず存在しつづける。Kantにあっては、客観は「与えられた直観における多様なものがもつ概念によって結合せられたもの」であった。するとこの客観はあくまでも主観の内部の現象である。認識は先験的カテゴリーによって成り立ち、かつ物自体は認識されないとすると、すでに述べたように、認識の普遍妥當性は先験的カテゴリーの普遍妥當性によってしか保證されない。だが、先験的カテゴリーの普遍妥當性を、どのようにして人は保有し認識するのであろうか。絶対者を持ち出すことは、「怠惰な理性」であるし、また、経験論は先験的カテゴリー論からすると、端から排除されている。さらにDescartes（1644）のいう共通概念という曖昧な用語を持ち出さないとすると、先験的カテゴリーの普遍妥當性はどのようにして成り立つのであろうか。

今この問いに答えるには、二つの方向から接近可能である。一つはわれわれの心がすべて同じ構造を持ち、同じような情報処理をおこなっているとする考えを進める方向である。このときKantのいう物自体を心がたとえ認識していなくても、物の表象は認識されているのであり、表象の仕方が同じであれば、ある心は他の心と同じ認識をしていることになるからである。コンピューターの表示する内容が現実そのものでなくても、コンピューターに互換性があれば、他のコンピューターとの情報交換は可能であるし、同じ情報が交換されていればコンピューターのレベルでは表示内容が同じ現実を扱っているとして問題はないと考えるのである。この考えは

Kant の先験的カテゴリー論の延長にある考えであり、これを推し進めれば認識能力の生得説に連なる。もっともこの場合、先験的にカテゴリーがどのようにして決まるのかという問題が、相変らず厳然として残る。もう一つの接近方向は、心は互いに情報を交換し合って、そのことによって感覚や表象の形式を共同で形成し、その結果共通の感覚を獲得するようになると考えることである。これは経験主義的な發想といえる。この場合、情報を交換する前に、情報を交換していることを情報發信者同士が理解する必要があり、そしてそのためにはまず何が必要なのかが、やはり問題として残る。認識様式が違っていれば、端から情報の交換は成り立たないため、共通の経験は不可能となるからである。これら二つの思想は長年哲学界では互いに二律背反的なものと考えられてきた。しかし、この二つは心の成立にとって本當に二律背反的なのであろうか。われわれには、現時點で先験性と経験性の二つの要素が、心の概念に含まれていなければならないように思える。

ところで Descartes の残したもう一つの問題である「我」を、Kant はどのように考えたのであろうか。Descartes の「我考える」の「我」は、すべてを疑った後に残された唯一確実なものであった。だからこの「我」は存在の根拠となった。だが Kant の「我」に関する扱い方はそれとは異なる。「我考える」という概念は、Kant の場合存在の根拠ではなく、あらゆる概念一般の運搬具にすぎなくなる。この理論体系では、あくまでも悟性や理性が重要なのである。悟性や理性は先験的なものであり、それゆえ「我」はそれらの概念を保有している器にすぎなくなるのは、論理的必然のようにわれわれには思える。「我考える」ことを感覚している意識を、Kant は自意識と名附けたが、自意識自体は表象意識一般の形式なのであった。そしてこの「我」は内感という制限的条件のもとで認識されるだけであり、たとえカテゴリーを用い尽くしてもなお「自己」の認識に達することができないのである。Descartesにあっては、「我」は主体であった。しかし、Kantの自己意識は一切の統一の条件ではあっても、その自己自身は自己自身を知り得ないものであった。繰返すが、この客体としての自己自身は、カテゴリーを適用される対象であり、そうであるとすると、當然Kantにとっては「物」であった(Hundert, 1989)。だがわれわれの実体験では、「我」は決してそのように機能していない。われわれの心の内部では、「我」を思う「我」があり、たとえその「我」を知り尽くすことはないにしても、この「我」は物ではない。あくまでも精神の一部であり、非物質である。Kantにあっては、「我」は物となった時點で、「我考える我」というこの二重性は解明すべき課題とはならなかったのである。

Descartesの「我」はなるほど認識の主体ではあったが、一方で「我考える」という行為の主体でもあったはずである。ところが「我」を物としてみるかぎり、Kantからは行為する主体が消えてしまった。さらには、「我考えるゆえに我有り」と判断する主体は、Kantにおいては先験的作用としての純粋統覚あるいは根源的統覚とされ、「私のあらゆる一定の思惟にア・プリオリに先だつところの統覚の同一性そのものの根拠」という、認識を成立させるための根源的地位を与えられてはいるのであるが、判断の主体として名前を与えられているだけなのであって、その主体の様式や構造が究明されたのではなかった。

かくて、Descartesが残した問題、つまり、外的事物はどのようにして認識可能であるのかという問題と、「我考える」の「我」は何かという問題は、Kantによって直観と先験的カテゴリーという概念によって、一応説明はされたのだが、それらの真の解決は、その後の探求に持ち越されることになる。特に主体の問題が未考察の課題として残ったのである。

Kant の先験的カテゴリー論を批判し、精神を運動する主体として、つまりその生成と發展を考察したのはHegel であった。Hegel（1807）が感覚から出發して純粋理性に至る精神の形成過程を記述したとき、自我について以下のように記述した。

物の世界を目の前にありのままにとらえようとする理性は観察する意識であるが、観察する意識は知そのものでなく知を知らないから知の否定運動を知の法則をしてとらえる。この思考による否定的統一の運動は、自立した活動であり、自分と向き合う活動でもあって、個の原理もそこに求められ、それが肉体をもってあらわれると、行動する意識となる。観察する意識は、當然のごとく、法則を肉体化した意識へと導かれる。が、観察する意識は思考と行動のつながりを自覚していないから、思考の法則はあくまで一方の側にあり、他方の側に行為する意識がもう一つの存在として対象となるのだと考える。この行為する意識は、外界を否定し、おのれの否定力を正視するというかたちで自立した現存在となるのである（p.206）。

ここには、認識とは先験的カテゴリーを感性によって得た表象に當て嵌めることであるといった、Kant の硬直した静的な図式はない。理性としての観察する意識の否定的側面として行為意識が生じ、そこから現存在が成立してくる生き生きとした精神の運動様式が記述されている。また、外的環界と内的世界との交流を Hegel は次のように記述する。

外界が、個人のもとにあらわれるそのままのすがたで客観的にも存在するとすれば、個人を外界から理解することもできる。そのとき、わたしたちの前には二重の画廊があって、その一方は他方の反映とされる。一方は、完全に内容と輪郭の定まった外的環境という画廊であり、他方はそれが意識のある存在のうちへと投影されてできた画廊である。前者は球面をなし、後者はそれを一点に浮かび上がらせる中心である(p.208)。

外的環境という球面の中心に自我が焦點化されるというイメージは、多分眼の構造から類推されているのであろう。ここで重要なのは、決して自我が先験的に存在するのでなく、外的環界との相互作用によってまさしく世界認識の焦點として生成してくる様式が記述されている點である。つまり、「個人こそは世界の実体をなす主人公である。世界とは個人の行為を造り出す輪のことであって、そのなかで個人は現実の存在としてあらわれ、既成の存在と造り出された存在とを統一する」(p.209)のである。個人は世界によって造り出され、そのことで個人は現実に存在しうるのであるが、一方で存在を統一する主体でもあるのだ。個体は環境との相互作用で成立する。先のHegelの引用箇所では、個人の意識が環境との関連で焦點を結んでいく運動が語られている。Hegelの理論は、「自己意識の外化が物の世界を構成する力をもつ」(p.534)という主張にみられるように、観念論ではあるが、主体と環境の相互作用を否定という要素によって結び附けており、この精神の運動は現実を無視したものでは決してない。Hegelの記述に沿って現実に生起する事態を考えることは可能である。たとえば子どもは三歳から五歳にかけて、自己主張をするようになる。第一次反抗期といわれたりする時期である。この時期、子どもの内部では、たぶん凸レンズの焦點に光が収斂するように、自己が収斂するのである。Hegelがいうように、個人として現実の存在となるのである。心理療法にとっては、このような心の構造と運動をこそ記述する必要がある。なるほど、Hegel は意識の運動として、感覚から存在がそのまま思考であるような自己の形式である絶対精神へと発展する経過を弁證法的に記述した。だが彼は現実に生きた心を記述したわけではない。確かに意識を運動としてみれば、それは主体ではあった。しかし、それは精神の運動の一過程として扱われたのであって、主体の主体たる側面が、詳細に観察され記述されたわけではない。物を見たり考えたりするとき、われわれはただ漠然と外部から刺激を与えられて、考えたり見たりするのではない。「個人こそ世界の実体をなす主人公」なのである。「物を物たらしめているのは物の意識である」とする Hegel にあっては、物はすでに感覚的確信の対象としてそこにあった。Kant においても、感性は物自体によって賦活される前にすでに意識の中に備っていた。すべての考察はそれを前提として始まっていた。だが、物を知覚するとはそれほど簡単なことではない。認識するには認識の主体が必要なのであるが、では主体は認識の対象にどのように主体的に関わるのであろうか。主体はどのように世界を実体化するのであろうか。

主体に必ずみられる事物の認識へと向かう傾向を、intentionality として概念化したのは Brentano であるといわれている(Husserl, 1931; Russell, 1921)。しかし、この概念を精密にしたのは Brentano の弟子である Husserl であった。彼は現象学という方法を用いて、意識の志向的側面を強調し、認識にはノエシス的側面とノエマ的側面の二側面があるとした。Kant の認識論で再三触れたように、認識は感性が対象によって触発されて造り上げた表象にカテゴリーを付与することで成り立っていた。Husserl の場合、この表象はノエマのことである。そしてカテゴリーを付与する作用のことをノエシスという。Kant の直感や悟性の形式が Husserl ではノエシスになる。ただそのようにいうと不正確で、直観や悟性が表象に向かう運動の要素がノエシスなのである。Husserl の特色は、カテゴリーを付与する以前の意識の運動、つまり Kant が直観として記述した際の対象と主体の接触の場面を拡大してみせたところにある。そこには意識が対象へと向かうさまがみてとれる。この方向性を Husserl はノエシスといったのである。しかし、Husserl のこの運動はあくまでも意識の内部で生じている現象の記述であった。

もう一つわれわれにとって重要な Husserl の指摘がある。彼（1950）は、「現象学的観念論の唯一の課題と作業はこの世界の意味を解明することである(p.32)」とし、認識に際して、意味の重要性を指摘したのである。Husserl によると、意味とはノエマ的ないかにあるかというありさまにおける対象である。この表現はいささか理解しにくい。犬を例に採ってみよう。犬が好きで大事に飼育している人にとって、犬は愛玩の対象である。そのとき犬はその人にとって、「愛らしい」とか、「可愛い」という意味を持つ。一方犬が嫌いで見るだけで避けたくなる人にとっては、犬は「怖い」とか、「憎い」という意味を持つ。だから意味とは Husserl が考えたのとは違い、いかにあるかという対象のありさまなのであって、ありさまの対象なのではない。意味は対象と主体の関係の様式を主体の側からみた対象のありさまなのである。意味は主体を抜きにしては成り立たない。

ところで意味を有するとはどのような事態なのであろうか。周知のように Frege（1892）は意味と意義を区別した。彼によると、意味とは、記号によって指示されたものであり、意義とは指示されたものに与えられた様態なのであった。Husserl の意味の概念は、この Frege の二つの事態を同時に含んでおり、そのため曖昧なものとなっている。われわれの使用する「意味」なる概念は、Frege の意義に相当するようである。

Husserl の現象学はその概念仕立てが仰々しく、鬼面人を驚かす風なきにしもあらずであるが、いっていることはごく単純なことである。心の動きを何の偏見も持たずに省みれば、われわれの心は何かを見たり考えたりするとき、その対象に注意を向けるし、その対象をあれこれ吟味する。ただ受け身的に見たり考えたりしているのではない。また、事物の認識とは、Kant の述べたように、外的事物の表象にカテゴリーを當て嵌めることではない。同じ事物であっても私にとっての独自の認識が成立しうるのである。つまりわれわれは主体として認識行為をおこなっているのである。再び犬を例に採ろう。哺乳動物としてのイヌ科のイヌを考えもするが、我が家の庭先に鎖に繋れたポチも考える。むしろポチを考える方が日常的ではないか。すなわち、ポチはイヌであるが、一般的意味でのイヌつまりカテゴリーとしてのイヌではなく、我が家にいる固有名を持ったイヌである。するとわれわれはあらゆる概念に二重の意味を持たせることになる。一つは一般的概念としての物であり、もう一つは固有名としての物である。ここでは主体との関係が概念の把握に影響を及ぼしている。そして、日常的には固有名の繋りの世界でわれわれは生活しているのである。

さて、物にはそれぞれの主体によって違った意味が付与される。Kant の先験的カテゴリー論では、この現象をうまく説明できない。犬という外的対象は同じであっても、ある人には可愛い犬であって、接近を促される表象であるのに、ある人には回避という行動を誘發する表象でもあるからである。先験的カテゴリーである対象を犬と表象できても、その表象に対して人々の採る行動が違っていれば、その認識内容は違うはずである。そしてこの区別は心理療法にとって重要である。認識の内容によって人の行動は決定されるからである。

この違いは志向性とか意味という概念を表象に関連させるとうまく説明できるようになる。人々にとって、対象の表象の意味が違っており、ある対象に付与される意味が先験的に定まっている場合もあれば、経験によって変化する場合もある。Husserl の描く心とは、事物の認識に際して、志向性を持ち対象への運動を示す心であった。ただ、Husserl の心はあくまでも自己の内部にある表象に向かう心であって、その點からみれば、他との交渉をもたず孤立している。Husserl 自身はこの独我論的な心の概念を乗越えようとして、間主観性の問題を提起はしたのであるが、彼にあっては、間主観性は當為にすぎず、その成立根拠を示すことがなかった。この點については、「共感性」を論じる箇所で、後にもう一度考察を加えることになるであろう。

さて、このような驅足の極めて限局された考察を経て、われわれは何を得たのであろうか。心理療法では、心は二元論的に把握されてはならない。では一元論の有力な理論である唯物論的に理解すべきであろうか。確かに心は脳が現象させるなにかである。だがそう理解しても、これだけでは心理療法になんら寄与するところがない。さりとて唯心論はあまりにも現実を無視しすぎている。やはり唯物論に立脚せねばならないが、これまでの論を辿れば、「弱い唯心論」は捨てがたく、この理論によって心を理解することが、心理療法にかなっているように思われる。しかしこれは正當な考えであろうか。また心は主体であること、しかも志向性を持ち、現実の存在として物に意味を付与すること、しかも理性はしばしば誤謬を犯すこと、つまり信念体系を持っており、それは容易に変更されえないことなどが、さしあたって得られた成果であろう。信念体系は、佛教哲学が明らかにしているように、妄執である。言い換えると普遍妥當性を持たないように思える。しかも、これまでにみてきたように、哲学的な心に関する考察によっては、認識の客観性や普遍妥當性の問題が解決されなかった。この點は残された課題である。

心理療法にとっての心は、客観的なカテゴリー体系に関与する心ではなく、主観的な心の系であるとの把握が重要である。つまり、抽象的、概念的な理念としての心ではなく、自己を意識した二重の意識を持つ自意識であり、かつ志向性を持ち、現実に意味を付与しつつ自らも変化する主体としての心でなければならない。このような意識が、唯心論から離れても定義可能であろうか。さらに心の概念に関する歴史的な考察を通して、われわれは心に多くの属性があることを記述してきた。ところでこれらの属性が本當に心の属性として客観的に妥當なものであるのか、そしてもしそうなら、それはどのような根拠に基づいているのであろうか。「心」の構造と機能を理解するためには、これらを次に考察せねばならない。それらは、現在われわれが手に入れることのできる發達心理学や神経心理学などの領域の知見を概観することによって、ある程度可能であろう。そしてそれは必然的に現在の「心」の概念を検討することにつながる。次章ではこの課題に取り組むことにしよう。

第四章　心の構造と属性

われわれは歴史的に心がどのように考えられてきたかを、主な哲学的思索を驅足で辿りながら概観したが、これらの哲学的概念では、心は単純な構造しか持っていなかった。また、それらの概念によると、心に所属するさまざまな性質が特定されていても、その属性が互いにどのような関係にあるかも十分に考察されていなかった。これら心に関する哲学的考察は、あくまでも心をKantのように認識論的に把握しようとしたり、佛教哲学やHegelのように存在論的にその存在様式を明らかにしようとしたのであって、われわれの課題である心理療法の理論を構築するにあたって必要とされる、心の具体的な記述をおこなったわけではない。われわれが必要とするのは、現実に結びついた運動している心である。それがどのようなものであるかを考察するのが次の課題である。われわれの必要としている心の概念は、宗教や哲学の領域を離れて、神経心理学や發達心理学、あるいは人工知能に関する考察を始めとする最近の心に関する認知科学の領域の議論を概観することで得られるはずである。

心を哲学の対象ではなく自然科学の対象として扱った開拓者の一人として、James (1892) を挙げることができる。彼は意識を意識流として捉え、意識の状態は大脳の活動すなわち神経の活動であると考えた。そして、意識の状態がどのようなものであるかは、心理学のみが取り扱わねばならないすべてであるとした。ただ、認識の問題つまり、外的事物を主体が知るというのは心理学の対象でなく、形而上学の対象となるとし、それを考察の対象とすることを避けた。そして、James は意識あるいは知覚が成り立つための生理学的基盤を、つまり大脳の解剖学や感覚器官の解剖生理学を、心理学の教科書の中で詳述した。James のこのような心に対する態度は、それまでの哲学的伝統とはかなり隔っているとはいえ、認識の問題は形而上学が扱うとした點で二元論的であり古典的であった。しかし、この立場が現在では古い考えであるとして拂拭されているかというと、必ずしもそうだとはいえない。心が脳を媒介として生じている現象であることを、現在何人も否定しえないであろうが、この出發點を同じくしても、その先にさまざまな考え方が存在する。現在でも心を二元論的に把握する人もあれば、一元論的に把握しようとする人もいる。われわれは、どのような立場に立てば、心理療法に適切な心の概念を得られるのであろうか。まず、James のいうように、心は大脳の活動によって生じているとする立場から、心の概念を検討することにしよう。

㈠心と物質の関係

脳は神経細胞の集合体であり、そして神経細胞は一つの特殊な細胞に過ぎない。脳の細胞は身体の他の部分、たとえば皮膚や肝臓や肺を構成する細胞と同じ起原を持つ。當然のことながら、細胞は物質の活動形態である。だから脳も物質である。Descartes のように脳の内部のどこかに非物質がひそむと考える餘地はない。この脳の活動の低下や停止が、心や意識の変化や消失を齎す。それゆえ心や意識は脳の活動によると考えるしかないのであり、心や意識は物質によって生み出されていると考えるのは論理的必然である。この前提に立てば、心や意識は一意的に明確に定義されるように思えるのであるが、必ずしもそうではない現状がある。心を考えるとき、このような脳という共通の物質的基盤を前提にしてでさえ、人々は認識論的立場を異にする。その中の代表的な考えの一つは、すでに触れたように、Descartes に代表される心と身体は別のものとする二元論的立場である。もっとも、二元論という立場は同じであっても、その中でまた研究者の見解に微細な違いが見られる。たとえば McGinn（1989）は、心は脳による現象であるがそれを把握することは、われわれの持つ認知あるいは思考の限界ゆえに、不可能であるという。これは Kant の立場に近い不可知論的「心」観といっていい。すでに引用した Kant（1781）は「われわれが認識し得るのは、物自体としての対象ではなくて、感性的直観の対象としての物――換言すれば、現象としての物だけである」と述べている。この考え方は偉大な量子物理学者 Schrödinger にも認められる。彼は、光の波と量子の状態を統一的に記述する Schrödinger 方程式を導き出した物理学者であり、物理学の知識を基礎にして、生命の基本は遺伝的物質にあること、さらに遺伝物質は無周期性の結晶をなす巨大分子であることを豫測した（Schrödinger, 1944）。彼は遺伝に関係する巨大分子を蛋白であると豫想したが、この考えが後の核酸の發見の原動力の一つになった。そしてこの考えは生命についての神秘主義を拂拭するのに、大いなる貢献をなした。ところが、こと精神に関しては、彼は物質的基盤を認めなかった。むしろ逆に、自然科学の知識は知覚によって得たものであり、自然科学は感覚的性質を説明しえないという（Schrödinger, 1958）。彼は意識の成立の基盤として、ある種の普遍性をつまりは神を考えていたのである。まことに心は賢者の躓きの石である。

これとは別の立場からの二元論的考えもある。われわれは、志向性が心の重要な属性であることをすでにみてきたが、Searle（1980）は、この志向性が心にあるがゆえに、心を物質的なものに還元できないとする立場を採る。物質には志向性はなく、そこから志向性を有する心が生じることはありえないと考えるのである。心を理解するにあたって、二元論の立場を採ると、不可知論に陥ったり、古い普遍性の人格化である神を持ち出したりせねばならず、そうなると結局心は神秘の彼方に存在することになり、解明できないものになってしまう。われわれは、心を現実に活動している実体として把握したい。しかも、それがある程度科学的に扱える可能性のあるもの、つまり明確に定義された用語を用いて記述され、再現可能な様式によって扱うことのできる実体としての心の概念がほしいのである。二元論はわれわれの採るべき立場ではない。

二元論を捨てるとすると、心身一元論の立場に立つことになるが、一元論にもまたさまざまな立場がありうる。佛教哲学の描く心を考察した際に出会った唯心論も一元論である。しかし、すでに述べたように、われわれは唯心論の立場を採らない。すると唯物論の立場に立つことになる。心は物質過程である脳を基盤にして成り立っているとする立場である。ただ、この立場を採ったとしても、現時點で、整合性を持ったものとして普遍的に合意されている心の概念を手に入れられるわけではない。心が神経細胞やその集合体であるアセンブリ（Scott, 1995）に還元されるのか、あるいは脳の活動に基盤をもちつつも、直接脳に還元されない別のものなのかという大問題が控えているからである。そこで、唯物論的な心の概念を検討しながら、心とは何かというこの大問題に取り組むことにしよう。

脳が心を生み出しているとする考えは古くからある。すでにヒポクラテス（1963）は感覚や感情は脳から發するし、思考もまた脳によっておこなわれると述べている。Descartes (1649) は、思考を精神によるものとしたが、感情は精気が松果体を動かすことによって生じるとした。そうであるとすると、感情は物質的なものであるはずであるが、Descartes によると、その動きは精神が知覚するのであり、ここに現れる精神は定義上物質的ではなくなる。Descartes の情念の扱い方はそのため難解である。ここでも二元論がその議論の根底にあるからである。多分 Descartes の二元論は、彼とキリスト教の教義との妥協の産物なのである。Descartes の心の概念には松果体という物質と精神という非物質の両方が混在し、かつ相互作用をおこなっているのである。

キリスト教の教義をものともせず心を物質的なものとみなした人物が、Descartes の約百年後に現れる。de La Mettrie である。彼は人間が機械であると公然と宣言した。自然の観察を重視し、當時のキリスト教会の迫害をも恐れず、魂の發生場所は脳であると彼ははっきり著作で述べている (de La Mettrie, 1747)。その著作の中で彼はしばしば、人間が機械であるとか時計であるというが、このことばは譬喩と考えるべきであろう。彼の時代には「自動的に」動くものが時計しかなかったので、そのような表現になったにすぎない。精神が霊魂と同じものであったり、神によってもたらされているのでなく、物質を基盤として存在していることを、彼はいいたいのである。唯物論者である彼が、脳の活動を説明するために Descartes が考え出した動物精気のような神秘的概念を持ち出さないのは當然であるとしても、脳にある知識がことばや記号の広大な集積であると述べている點にわれわれは大いに驚かされる。この見解は今のコンピューター学者が、脳を象徴体系とみなすのとまったく違ってはいない。de La Mettrie は恐ろしく先を歩いていたのである。彼は情報的脳観の先駆者といっていいであろう。しかし、このような考えは、長らく無視されつづけた。「私は他に根拠附けられた存在者である」と唯心論を激しく攻撃した

Feuerbach（1866）でさえ、唯物論者 de La Mettrie に触れる際、大食漢で享楽主義者 de La Mettrie に言い及ぶだけであり、de La Mettrie の中心的思想である記号の集積体としての脳の活動には注意を拂わなかった。James が意識は脳の活動であると自説を展開していた十九世紀末でさえ、Bergson（1896）は、脳は感覚と運動を繋ぐ電話交換機のようなものだと述べつつ、「脳は行動の道具であって、表象の道具ではない」と主張した。de La Mettrie は Bergson のずっと先を走っていた。そして、この先進的な思想は、今世紀半ばになってやっと同行の士を得たのである。

心的現象を形而上学的にではなく、再び物質的観点から考えようとしたのは Russell であろう。Russell（1921）は當時アメリカで隆盛を極めようとしていた行動主義の心理学にひどく刺激されつつ、しかし行動主義には同調しえずにいた。そして心は存在しないか、存在するにしても自然科学の対象としては無視して良いとする行動主義的思想を批判的に検討するために、一冊の書物を出版した。この本の中で、彼の考察の対象となった心的現象とは、感覚や知覚や記憶や信念や感情などである。そして、数学者であり論理学者であった當時の Russell は心の現象を心理学的な因果律に従う現象としたが、その心理学的法則も物理的法則に究極には還元されると考えた。彼の考えによると、心理学的現象はつまるところ感覚とイメージに還元されうる。そして、感覚とイメージは結局は神経の活動にすぎない、だから心理学的現象はいずれ神経活動の背後にある物理的法則に還元されるはずであった。今のわれわれからすると、彼の考察がこれだけのものとすれば、それは凡庸な考えにすぎないというしかない。ただ彼に独創性があるとすれば、心理学的と呼ばれる因果律のもっとも本質的な特徴は、主体性と記憶（mnemic）現象との因果関係にあるといった點であるだろう。記憶現象とは過去の体験が現在の反応に影響を与える現象である。確かに記憶は心理現象として重要である。心理療法でもこの機能の活動は重要である。だから記憶は心の活動の大きな部分を占めるが、心の中心をなす現象ではない。われわれはRussellの論述がどこか焦點のずれたものであるとの印象を持ってしまう。

心理学的現象は本當にRussellの豫言したように、物理的法則に還元されうるのであろうか。一つの心理学的現象を例に採ろう。今、家の外で雨が降っている。にもかかわらず、家の中にいる人が、「私は雨が降っていないと思います」といったとしよう。この時、その人が口にしたこの命題は、現に外で雨が降っていても、「偽」ではなく、「真」として成立する。この命題が「真」である根拠は、物理的事象にはない。物理的事象に関しては、「雨が降っている」が「真」であり、この人の口にした命題は「偽」であるからである。先の命題が「真」であるかどうかは、現実につまり物質的にその事象が生じているかどうかではなく、その人が本當にそう思っていたかどうかに関わる。「思う」とか「信じる」という心理学的動詞は、ある事象に対する主体の態度を表明しているのであり、物理的法則とは次元の違うレベルの事象なのである。だから、この事例を見てもわかるように、心理学的現象は物理学的法則に直接還元されないのである。

Russellの誤謬の根本は、心理的現象が神経の活動を基盤にしていることをもって、神経の活動がそのまま精神現象となると考えた點である。神経の物質的活動がそのまま心なのではなく、神経の活動のもたらす情報処理の方式が意識現象を生み出すのである。生体は物理的刺激を受けて感覚器官を通して、外界の情報を受け取る。だが、感覚はKant.の認識論にみられるように、外界にある事物そのものではない。外界の事物に対応した生体内部の変化である。この変化によって新たな情報が生み出される。このようにして感覚によって生体は外界の情報を得、そしてその情報は神経活動に変換されるのであるが、それでも神経の活動がそのまま精神なのではない。情報の伝達と統合の様式が精神を生み出すのである。しかも、精神は身体と独立してあるのではなく、情報に基づいて身体を通して外界と関係する。感覚は身体によって条件附けられており、生体の獲得した情報はすでに述べたように外界の直接的反映ではないのである。逆の言い方もできる。身体が外界と関係するために、情報の収集と統合を行い、その餘剰として精神が現象として生じているのであると。ここに主体性が生じる。外界の認知は主体の運動の等價物なのであり、Weizsäcker（1940）はこのような事態を相即（kohärenz）と呼んだ。そして、このような事態が生じえるのは、主体の内部で絶えず、主体の現状と環境の現状に合わせて情報の変換がおこなわれるからである。つまるところ、心理学的現象は Russell の願望に反して、直接物理学的法則に還元されない。このRussell の願望と誤謬は現在の多くの認知学者にも引き継がれている。さしずめ Penrose（1994）の量子論的脳観もこの部類に入るであろう。彼は、細胞内の微細管の量子的運動に意識の源を探ろうとするのである。その意味で、Russell は今日の認知科学の先駆をなす（Leiber, 1991）といっていいであろう。

品川（1982）は宇宙が有限であり、かつ膨張していることが宇宙の内部に情報を生じさせる構造を造るといい、意識は脳によって生じているものであり、情報そのものの構造であるという。確かに脳は品川のいうように情報の変換装置ではあるが、もっと重要な點は自らも変換する装置であることであり、このような情報の変換様式と構造が、心を生み出す。意識とは進化論的に自己回帰的な感覚より發達したと Humphrey（1992）はいうが、自己回帰的な情報の流れの感覚が Descartes 的な「我」としての自己意識の發生の根拠なのであろう。

さて、心が脳の情報処理の様式と構造を基盤にして生じるとすると、ではどのような情報処理の様式や構造が心という現象を生み出すのであろうか。この點を次節でもう少し詳しく検討してみよう。

(二)計算機論的脳観

脳の情報の処理の仕方が、心を生じさせる。しかし、ここで一つの問題が生じる。情報処理がそのまま心であるのであろうか。この質問に対して是と答える人もあれば否と答える人もあるであろう。情報処理そのものが意識であり心であるとする考え方は、コンピューター学者の十八番である。認知とは情報処理過程であるとし、脳をコンピューターに直接還元しようとする考え(たとえば、Boden, 1988; Pylyshyn, 1984; Dawson, 1998 などを参照)の先駆者は、Turing であるといわれている(Leiber, 1991)。Turing (1959) は、機械が思考するかどうかの判断はある種のゲームに機械が参加できるかどうかであると述べた。そのゲームとは、ゲームの参加者が、たとえば、姿の見えない人物にいくつかの質問をして、その人の答えをみて、その人物が男であるか女であるかを判断するゲームである。キーボードで質問し、その答えを画面を通して得る方法を用いれば、ゲームの参加者は人とも機械とも交信できる。そして、答えをみて、ゲーム参加者が、回答者の中に機械が混っていることを識別できなければ、その機械は人と同じように思考していたと考えてよいとするのである。われわれはすでにコンピューターがチェスの世界チャンピオンを、チェスゲームで負かしたという事実を知っている。情報処理過程が思考であるとすると、このコンピューターは思考していたと考えられるのである。もっともこの場合、Turing は思考過程の存在のみを対象としたのであって、このような機械に意識があるかどうかは問題としなかった。

Turingのマシンは、有限の規則にしたがって記号を置き換える操作をおこなうだけの機械なのであるが、この操作過程を本当に思考と同一視してよいであろうか。この考えをさらに進めて、Pylyshyn（1984）は、認知過程をも規則に支配される過程であるとみなす。いわゆる表象理論（representational theory）である。確かに認知過程は情報の変換過程であり、それらは記号や表象をある規則で操作する過程であるとみなせなくもない。もしそうなら、その過程はコンピューターがおこなう情報処理過程と同じであると考えられる。Pylyshynによると、規則に支配されて活動する実体は、機能的アーキテクチャーと呼ばれ、認知のモデルになりうるのである。

Clark（1992）によると、表象理論は、㈠命題的態度は、心的表象に対して計算機論的関係にある、㈡心的表象はシンボルシステムを形成する、㈢心的過程はシンボルシステムに由来するシンボルの明示的象徴（tokening）を含む因果的過程である、といった条件を前提としている。この計算機論的脳観は、さらにいうと、統語的構造が意味をコード化し、統語構造に依拠してシンボルを操作する機械が脳であると考えるのである（たとえば、Fodor & Pylyshyn, 1988）。計算をしたり、言語を使用するわれわれの脳を見る限り、このような主張にも一理あることは認めねばならない。Fodorら（1988）によると、この統語構造の存在こそが、限られたことばで限りない表現を可能とする言語の無限の産出性を保證するものなのである。

だが、この脳観は、日常実際に現象している心と多くの點で違いがある。計算機論的脳観の提示する機能的アーキテクチャーは、シンボルを操作するのであるが、それが機能するためにはあらかじめ一定の統語構造と定義された記号を与えられていなければならない。そして、それを前提にすると、記号の操作によって出現する結果は、あらかじめ決められたもの以外のなにものでもない。この機械は記号を操作するだけであり、新しいものを生み出すのではないからである。つまり、この機械は一定の決められた手順で、決められた結果しか表さない。あらかじめ決められていない事態に出会うと、機械は機能を停止する。だが、現実の心は新たな事態に遭遇して、その事態に対応することができる。まったく経験していない問題についても、なんらかの回答を出すのである。さらに、新しい事柄を学習するという機能も持っている。むしろその方が、心にとって本質的な機能であるように思える。また、脳のどこかに故障が生じても脳の機能がすべて停止することはないのに、この計算論的機械はプログラムのどこか一箇所にでも誤りがあると、まったく機能しないという脆弱さを持っている。

この二番目の問題に対して、学習機能を持ち、コンピューター回路への侵襲に対して段階的機能低下を示す神経回路網的コンピューター、つまりコネクショニズムの回路こそ、脳の機能の代理となるとする説もある（たとえば、Churchland, 1989; Smolensky, 1989）。Churchland（1995）は、コネクショニズムのニューラル・ネットワークと神経組織の類比を強調し、自己回帰的回路を併せ持ったニューラル・ネットワークこそが、脳の実体であると説く。彼によると、人間や動物が概念的枠組みを持つのは、環境に合った適切な行動をおこなうためであり、それは感覚ベクトルを運動ベクトルに変形することであるとされる。ニューラル・ネットワークはベクトルの集合を基盤にした象徴体系であるからである。

Boden（1988）は、計算論的心理学という概念を持ち出し、そのような心理学者は、㈠心に対して機能主義的アプローチを採り、心の状態は抽象的には因果的役割によって定義される、㈡心を表象体系であると考え、心理学を心的表象が構成され、統合され解釈され変換される過程の研究とみなす、㈢神経科学を神経網の中でどのような論理的操作や機能的関係が体現されているかを研究するといった、三つの特質を共有するとしている。さらに、コンピューターのプログラムは、形式なのであって意味や解釈がないという批判に対して、Bodenは、プログラムはコンピューターが動くように書かれているのであって、コンピューターが動くからには、そのプログラムをコンピューターが理解しているといってよいと主張する。そして、計算機的心理学は、明示的規則によっては作動せず、学習効果やコンピューター回路への傷害に対する段階的機能低下などの特徴を持つコネクショニズムの回路に対しても成り立つとするのが、Bodenの考えである。Newellら（1976）はもっと機能的に解釈や指示を規定する。彼らは物理的シンボルシステム（physical symbol system）という概念を造り、このシステムは一般的な知的活動の必要十分な手段であるという。彼らによると、その際指示とはそのシステムが対象に影響を及ぼすか、対象に基づいて行動することであり、解釈とはある表現がある過程を指示しているとき、その過程を遂行することであるという。だがわれわれの心の概念によると、物理的シンボルシステムのような考えに、ただちに同意できそうにもない。彼らは脳や心が遂行している機能のある側面に焦點を當てて、それと同じ機能を遂行できるものを同一物とみなしている。だが、何らかの機能が同じだからといって、二つのものが同じであるとは限らない。鳥も飛行機も空を飛ぶという機能が同じだからといって、飛行機は鳥ではない。もっとも、脳が象徴や記号の処理あるいは変換過程を含んでいる點だけは確からしい。

コンピューターの機能と脳の機能がある面で類似している事実を基にして、機械と脳を同一視する機能的な脳観に対して、激しい反対があるのは當然である。脳とは象徴を処理する過程であると考えているFodor自身が、脳はコンピューターと同じ象徴や記号の処理過程とは考えられないと主張している(Fodor, 2000)。脳の活動の一つである思考をみてもそれがわかる。人の思考は状況依存的であり、またabduction（假説想定）をするのに対して、コンピューターではそのようなことがない。心はコンピューターのように作動してはいないのである。このような指摘以外にも、多くの批判がある。Searle（1980）は「中国語の部屋」という譬喩を語り、機械はプログラムを遂行しているだけで、その内容を理解していないし、意図性（intentionality）を持たないと主張した。人の脳は情報を処理しているが、機械は形式的シンボルを操作しているだけであるというのである。形式的シンボルの操作と意図性の違いを理解するために、ここでもう一度前述したチェスのゲームの話を繰返す。計算機がチェスの世界チャンピオンに勝ったというニュースが伝えられたが、Turingマシンの考えからすると、この計算機はチェスという思考ゲームをおこない、人間に勝ったことになる。しかし、よく考えてみればわかるように、このニュースは実は誤報なのである。本當は計算機が勝ったのではない。計算機には勝つという意図がない。入力されたチェスの駒のあるパターンに対して、別の駒のパターンを表示するにすぎない。そのパターンを計算機が表出するようにしたのは、チェスの達人とプログラマーである。この場合プログラムの製作者が勝ちたいという意図を持っていたのであり、チェスの達人のチェスに対する知識がその意図を実現するプログラムの基礎にあるのである。そもそも情報処理とは生物学的な概念である(Edelman & Tononi, 2000)。意図や志向性がない限り、情報は処理されない。この意図性あるいは志向性の問題が、計算機と人間を隔てる深い溝である。

ところで、意図性あるいは志向性ということばの意味するところが、研究者によって違っているために、われわれは頭を悩ます。すでに触れたが、哲学の領域に意図性の問題を持ち込んだのはBrentanoであるといわれている。Brentanoの場合には、意図性とは心が対象に向かう状態であるとされた。この定義に精密な考察を加えたのはHusserl（1931）であった。彼によると、意識とはなにものかについての意識であり、つまり意識が意識対象を自らの内に有しているのであり、意識の内部で意識がその対象に向かうという特性が志向性というものであるとされた。Husserl の理論では、すべての現象は意識の内的状態から説明される必要があったため、意識と対象の関係は意識と意識内の対象との関係に置き換えられた。そのために、意識が意識対象を自らの内に有しているという表現になったのである。だから、Husserl の定義する志向性とは意識の内部で、意識としてのノイエスが意識対象であるノエマに向かう傾向であった。

しかし、意識の中に対象がそのまま存在しているのではない。意識の内部にあるのは、対象の表象である。その表象を造り出す過程が必要である。そこで、Searle（1980）は、志向性とは内在的な表象能力であるという。この考えでは、Brentano や Husserl が念頭に置いた主体性あるいは動作の起源性が、かなり薄れているのがわかる。しかし、まだ、内在的な表象能力は単なる表象の操作ではないという點で、計算論的な定義と区別しようとする意図がそこにはある。また、Tye（1995）は志向的状態を、㈠あるものを、それが現実に存在するかどうかにかかわりなく、表象することのできる状態、㈡その表象の態度が特異的であること、たとえば、望むとか信じるとか意図するなどの状態、の二つに区分した。Tye の定義の一番目がもっと極端になると Dennett の志向性の定義に辿りつく。Dennett（1987）は、志向性とは「ついて性」であるという。世界の事物や状態などに「ついて」指示することが志向性であるというのである。Dennett（1971）は、あるシステムの行動を説明したり豫測する際にそのシステムが信念や欲望を持っているとした方がよい場合に、そのシステムは志向的システムであるという。彼はあるシステムの行動を説明したり豫測する場合に、三つの姿勢があるという。一つはデザイン姿勢であり、これはその対象物の物理的性質や状態を考慮しないで、機能的なデザインによってその行動を豫測するのである。たとえば、羽のあるものは、その羽が何でできていようと、それが生物であろうと無生物であろうと、飛ぶと豫測するといったことであろう。二番目は物理的姿勢で、これは対象物の物理的状態によってそのものの行動を豫測するのである。これは自然法則に基づいた豫測をおこなう際の基礎となる。三つ目が、志向的姿勢であり、これは対象物の行動をそれの所有する信念や欲望によって説明したり豫測する姿勢なのである。Dennett（1987）の志向性の定義は機能主義的であり、彼は志向性とは解釈する側の合理性の問題であって内在的な志向性などないという。この定義からすると、「指示の矢」はあるにしても、その矢を放つ主体の問題は消失してしまう。このようにして、ついに意図性の問題も計算機の領域に組込まれてしまうのである。そして、志向性の定義は、「一定の事態を表象する働き」（Jacob, 1997; 信原, 1999）といった、まったくの機能的なものにまで変遷していく。この定義にわれわれは違和感を覚える。門前に人が立つと、赤外線センターがそれを感知し自動的にカメラの電源が入り、その人をヴィデオテープに記録する。ヴィデオテープに記録された画像はその人の表象であるから、センサーを組込んだカメラシステムは志向性を持っていたことになる。カメラは本當に志向性を持っていたのか。この定義は、たとえば、動物学者のRogers, L.J.（1997）が考えている志向性、つまり未来を豫想して計画を立てることといった定義と著しく異なる。機能主義者の定義によると、脳の持つどのような属性も機能的に解釈可能となり、計算機と脳を隔てるものはなくなってしまうのである。

まだわれわれは、自ら環境の変化に応じて、前もって組込まれた行動様式を変えて対応できる計算機を持っていない。しかし、生物ではそれがあたりまえの属性として認められる。進化論を説いたDarwin（1881）は、ミミズの習性を克明に観察した報告をおこなっている。ミミズは自ら掘った穴に葉を牽きずり込もうとするのであるが、葉や葉柄や小枝が見つからないときには、小石を利用する。さらに、Darwinの用意した三角形の紙、つまり今までミミズが体験したことのないものまでも利用した。そして、これらを穴に牽き込む際、穴に入りやすい部分を歯のない丸い口で咥えて牽き込む傾向が見られた。この観察によると、ミミズは葉や紙を口に咥えるとき、どのようにすれば一番効率良く穴が塞げるかを判断していることになる。それゆえDarwinは「ミミズは体制こそ下等であるけれど、ある程度の知能をもっている」と述べたのである。

Darwinがミミズに認めた知能とは、たぶんわれわれが現在知能として考えているものと少し違っている。Weizsäcker（1940）ならば、ミミズの行動を彼が相即とか円環と呼んだ生物と環界との相互作用として捉えるであろう。あるいは心は創發性を持つ（Clark, 1997）と述べてもよいであろう。また、Gibson（1979）の考えた生態学的知覚論を理論的基盤に据える人々は、アフォーダンスと呼ぶであろう。佐々木ら（1994）は、ミミズの行為こそがDarwinのいう知能であるし、行為に發見できるのは変形であり、変形は行為と知覚情報との調整であるという。そして、この調整はからだの動きによっておこなわれるものであり、からだには「志向性の地理学」とでも呼ぶべき独特の異方性が存在するという（佐々木, 1987）。この考えからすると、知覚するものは知覚されるものに、なるほどアフォーダンスという性質を見出しはする。だがそのような性質を生みだすのは、知覚するものであり、ここに志向性の原点としての主体性が生まれる。たとえば、重度聴覚障害者は、環界のさまざまな反響音を利用して自己と対象の関係の変化を豫期的に知覚している（伊藤, 1994）。この知覚は主体の行動の様式と関連するがために、豫期的なのである。情報は物理化学的に規定されてはいるが、情報を受け取る主体の器官の特性にも規定されている。しかも、情報は主体の活動にとってのみ情報となる。その意味でEdelmanら（2000）のいうように、情報は生物学的な概念なのである。

Marr（1982）は、視覚について論じたときに、網膜に投射された外部の像は主体中心の像であるが、それが脳内で外部の対象として認知されるためには、対象中心性の像とならねばならないと述べた。つまり、網膜の二次元の像が脳内では三次元の像として形成されている必要があるのであり、しかも主体はある物を一方向からしか見ないにもかかわらず、立体像として見ている。また、いろいろな方向からある物を見るが、それらを同じ物として見ている。これが対象中心性の視點であり、客観性の根拠をなす。これはパースペクティブあるいは視點といった概念を生み出す。視覚によって捉えられた事物の像は鏡面に映る像と同じではない。視覚の主体によって変形された像なのである。ここでも視點の主体があることになる。

このような志向性や主体性は、現在の計算機にはない属性である。逆にいうと、表象や記号の操作過程が同じであったとしても、それを環境との相互作用で主体に適切なように変形する過程や、その表象や記号によって主体の行動や構造を変形する過程が、脳を含めた身体にはある。それらが情報の主体にとっての意味を形成する。「意味の構築にかかわる過程と交渉作用（Bruner, 1990）」が人間の心的過程の中心にある。われわれが考える心にもこの属性が付与されていなければならない。心に創發性を認めたPopper(Popper & Eccles, 1977)は、コンピューターは壮大な鉛筆であると述べている。鉛筆はそれを用いて文字を書く人がいない限り、木の外枠をもつ炭素の集りにすぎないのである。その意味でPylyshynをはじめとする計算機論的脳観論者の描く認知過程を実行する機能的アーキテクチャーは、大掛かりではあれ、あくまでも文字通りの計算機なのであり、時計や十露盤と本質的な違いはないのである。つまりは、人間にとっての道具なのである。

計算機と脳を同じと考える機能主義者に対して、もう一つ、Nagel（1974）のように体験の様式を重視する側からの反論がある。彼はコウモリを例に出し、コウモリの聴覚による世界認知とわれわれの視覚による世界認知は異なっているから、われわれにはコウモリの体験は理解できない、そして意識とはそのような主観的な体験を生きることであるから、それゆえ意識の問題は物理的客観的理論に還元できないと主張する。われわれの体験はわれわれの生命体としての固有性に基づいているのであり、それは機械で不可能な体験であるというのである。確かにわれわれの認識活動はNagelの指摘するような側面がある。たとえば、色の体験を想い描くことができる。光は一連の電磁波の集合体であり、電磁波に色はない。光に色を認知するのは脳である(Zeki, 1993)。同じことが光以外のさまざまな物理的事象の認知に際して、われわれの脳に生じる。音は空気の振動にすぎず、そこに音色はないが、われわれは音色を識別し、そこにさまざまな感情をさえ付与する。この問題はクオリアの問題と呼ばれている。クオリアとはわれわれの感覚が持つシンボルでは表すことのできないある原始的な質感（茂木, 1997）や感覚質（信原, 1999）と定義されるわれわれの体験様式である。

われわれが、なぜそしてどのようにして色感や痛みなどのクオリアを持っているのかは謎である。クオリアの扱い方に関して、Nagelのようにクオリアがあるから意識は物質に還元できないとする二元論的立場に立つ人もあるし、信原のように、感覚質は表象によって表象される性質であり（信原, 1998）、それは言語化できるのであるから、機能的に説明可能であり、それゆえ物的なものに還元できるとする機能主義的立場の人（信原, 1999）まで、いろいろ存在しうる。Edelmanら（2000）は、意識を一次意識と高次意識に区分し、クオリアは高次の概念化を通して推測されるものであるとする。われわれはクオリアの成立基盤を今理解しえないが、しかし、それが、われわれの心の概念にとって欠くことのできない重要性を持っていることは理解できる。それは感情と不可分に結びついており、その根拠の一部でもある。そして心理療法は感情の理解と処理の仕方を重要な治療的要素とするからである。

意図性やクオリアは、なるほどわれわれの体験に固有のものであり、機械に見られない特質であると、現時點では考えるしかないが、しかし、それらも脳の生み出す現象であるので、いずれはこの現象を生み出す客観的な法則が判明するであろう。だが、このことと、現在の計算機と脳が同じであるとみなす考えとは同じではない。心理療法を実践する立場からすると、われわれの心が、表象や記号を変換する過程で成り立っているにしても、意図性やクオリアといった属性をもった存在である點を、われわれは見逃すことはできない。心理療法の対象となる患者は、それぞれが固有の悩みを持って来談するのであり、われわれが今持っている理論による表象や記号の変換過程に直接還元しても理解できない存在であるからである。現在の計算機論的脳観はわれわれの立場に馴染まない。もっと別の脳観がないであろうか。發達心理学や神経心理学による脳観の検討が残っている。ここでその課題に移ることにしよう。

㈢ 神経心理学領域で考えられている心

心の現象を生じさせている脳は、計算機論的脳観からすると、記号や表象の変換過程であった。しかし、心は志向性やクオリアといった属性をもつ存在であり、このような属性は今のところある規則に従って操作される記号の過程に直接還元されないことを、われわれは知った。神経心理学や神経病理学あるいは發達心理学などの領域からは、脳の活動の結果生じる意識とは、単純に神経細胞の活動に還元されない問題を含んでいるとする問題提起がなされている。現在われわれの描く神経細胞は、電気的信号を伝達する単位である。ある神経細胞に伝達された信号は、シナプスを経由して次の神経細胞に伝達される。この神経細胞の連なりは、コンピューターに組込まれた半導体の巨大で複雑な連結状態と同じものとして想定されている。しかし今みてきたように、いくら大量に半導体を連ねても意図や志向性は生じない。それゆえ神経細胞の集積だけではそのような現象は生じないと考えてもあながち誤りではない。意識現象が生じるために細胞の集積以外の要素が必要なのであろうか。これらの點をまず概観しておこう。

意識とは、すでに触れたように、Humphrey（1992）によると、長い年月の進化過程を経て自己回帰的な感覚より發達したものであるとされる。しかも意識とは生体が環境との相互作用を通して、進化の過程で手に入れたものである（Edelman & Tononi, 2000; Clark, 1997）。そして、子どもは「意識」ということばを知らないうちから、そのようなものが自分や人々にあることを知っている（Humphrey, 1992）。この主観的体験が何であるかは、神経学的な観點から未だに明らかになっていない。そのためにさまざまな假説が立てられる(たとえば、苧阪, 1997を参照)。前述したように、Eccles（1982）は、補足運動野が運動の生じる前に發火する領域であることについて触れつつ、心がこの領域に介在して意図を実現させる可能性を論じている。Ecclesの思考の流れから判断すると、この主観的体験は脳以外の場所にあるとされるのである。だが、脳を離れて意識の体験が成立する場所はない。澤口（1997）は、何かについての特異的な意識はいろいろあり、それぞれ脳内に局在しており、そのうちの自己意識はワーキング・メモリーの働きの一つであり、前頭連合野に局在すると述べている。

　このような意識局在論に対して、Dennett (1991) は、意識とは「多元的草稿」なのであるという。確かに脳の中では、Fodor (1983) のいうように、モジュールが並列して存在している。縦にも横にも並列して存在しているとみなすべきである。もっとも、このモジュールはFodorが想定したようなカプセル化が完全に為されているわけでなく、モジュール相互間で情報の交換がさかんにおこなわれている (Zeki, 1993)。さらに、皮質には終點がないのは確からしい。ある場所に入った情報は何らかの変換を受けて別の場所に伝達される。だから脳には精神や意識が宿る終局の領域はない (Zeki, 1993)。脳の中の情報は、Dennettのいうように、多元的草稿に満ちているといえる。

　われわれが自我といい、自己という体験は、脳が造り出しているにすぎないので、多元的草稿で構成される自己の統一性や連續性はかなりあやふやであるといえる。ところが、われわれの日々体験する意識は、体験されるときはいつも統一されたものとして体験される。つまり、通常は「多元的草稿」がそのままで体験されることはない。多元的草稿の存在をかいまみさせるのは病的状態、譬えば、多重人格障害のような場合である。すると、意識は多元的草稿によって構成されているとはいえ、体験されるときは一元的であるに違いない。Dennettはこの點を説明していない。

　意識が一元的に体験されるという事実を考えるのに適切な材料として、分離脳に関する知見がある。分離脳はてんかんの治療のために、脳梁が切断されることによって生じる特異な状態である (Springer & Deutsch, 1993)。當初この手術は、患者の通常の行動にほとんど影響を与えないと考えられていた (Sperry, 1968)。しかし、その後の研究で分離脳患者には、意識的覚醒の領域が左右の脳に別々にあることが明らかになった。それぞれの半球は独自の感覚や知覚や概念や行動への衝動や自発的な認知および学習の体験をもっている (Sperry, 1968)。しかも、脳梁切断によって分離された左右の脳半球は、独自の主観的價値観をも持っている (LeDoux et al., 1977)。LeDoux らの観察した患者の右半球は左半球に比べると、経験した出来事に対して一貫して陰性の價値評價を与えたのである。

また別の事象の報告もある。分離脳のある患者は、右脳に裸体写真を投影させられると、くすくすと笑い出した。その時、何が見えるかを尋ねられると、彼女は光が見えただけで物は何も見えないと答える。ではどうして笑うのかと尋ねられて、彼女は実験者がなにかしたからだと答えた (Gazzaniga, 1967)。右脳は何を見たかを答えられないが、見たものを理解しそれに対する價値判断をおこなっているのである。一つの体に二つの心がある。それはまさに、Dennett のいう多元的草稿状態である。しかし、ここで重要なのは、われわれが日常そのような二つの自己を体験していないことである。さらに、分離脳の患者にしても、本を讀んだりテレビを見たりしているとき、自己の分離を体験しているわけではない (Sperry, 1968)。

分離脳の事実をみて、直ちにこれが精神分析学の無意識と関連しているという人もいた (Galin, 1974)。右脳が Freud のいう無意識に対応すると彼は主張する。あるいは、左脳優位を主張する人もいる。右脳が非言語的様式を使っており、右脳にもことばはあるが、通常は命題のために用いられない。そして分離脳患者の観察から、精神も二重になっている (Puccetti, 1981)。それにもかかわらず意識が一つであるかのようにわれわれに体験されるのは、右脳が左脳に判断するための情報を提供し、左脳に奉仕しているためである (Puccetti, 1981) というのである。しかし、これらの見解はいずれも誤解に基づいている。すでに述べたように、左右の脳の表現の様式に違いはあれ、いずれもが独自の價値判断をおこなっている事実がある（LeDoux et al., 1977）。しかも、この價値判断が一致しないと、患者は落着きがなかったり、いらいらして、不安を体で表現する。だから、意識の統一はいずれかの半球の恒常的な優位性で説明できない。

脳は左右に分かれていて、その機能が分離されている。この事実から、脳は左右に構造化されているといえる。しかし、脳は上下にもまた構造化されている。このように横にも縦にも多層な構造をなす脳は、横のつながりに関して、脳梁を通して情報交換をしつつ統一性を保っている。では、左右に分離した脳を持つ個体は自己同一性をどのようにおこなっているのであろうか。多分上下の構造は分離されていないので、その部分を含めた統一体として自己は保持されているのであろう。しかも分離脳では、大脳の交連の一部が切断されているに過ぎず、しかも、大脳レベルより低位にあるレベル、たとえば基底核における左右の結びつきの切断はない。Puccetti の意識の二重性の假説に対して、Robinson（1982）は、すでにこれまで二重以上の多重自己が臨床例として認められており、それらに対応する数の半球があるわけではなく、しかも分離脳の患者の自己意識の統一性が損われているわけではないという事実を指摘している。Dennett もまた、分離脳患者で多重自己の症状を示すものは一部にすぎず、また多重自己のそれぞれの自己が独立して自己としての組織性を持っていないことから、多重の自己意識など事実に反するという。脳梁が切断されているため、當然左脳は右脳の知覚しているものを知らない。このことは不思議ではない。だが左脳が答えて、右脳が答えないのはどうしてであろうか。あるいは右脳が反応し、左脳が反応しないのはどうしてであろうか。左脳と右脳に別々の意識があることを前提とすると、現実に活動している意識はいつも一つであるのはどうしてなのであろうか。どこかで統一されているのか、それともどこかで優先順位がつけられるのであろうか。多元的草稿による意識論では説明しえない問題がここにある。多分われわれの意識を構成する情動や知覚の活動は多元的草稿の形式をとっているのであろうが、それが現実の意識として現象するとき、身体と環境の相互作用によって、どの意識活動に優先権があるかが決められるに違いない。それは主体的にではなく、環境の要請により自動的に選択されるのである。Nφrretranders (1991) のいうように、意識の機能とは情報の減量化を目指すことであるとすると、そのような作用が働いているに違いないのだ。すでに述べたように、左右の價値判斷が一致しない場合、患者は落着きがなくなり、いらいらして不安になる (LeDoux et al., 1977)。これは生体がうまく環境の要請に反応できないために齟齬を来たし、違和感を覚えていることを示しているのである。Edelman ら (2000) は、脳が多くの領域の結合の上で成立しているとし、意識はその結合によって生み出されるN次元を持つ力動中核 (dynamic core) であるという。このようにイメージされた意識によると、分離脳は力動中核に変形を来たしはするが、それによってまったく別々の二つの意識の核が生まれるのではないことになる。

分離脳以外に、意識の機能を考える上で無視できない事実がある。Libet のおこなった一連の実験結果である。彼は二つのことを実験によって主張する。ひとつは、人が外部からの刺激を意識するためには、大脳皮質は當該の刺激を少なくとも〇・五秒継續して受ける必要があるのだが、主体はその〇・五秒の時間の遅れをなんらかのやり方で存在しないものとしているとの主張である。末梢の刺激が脳の感覚野の中枢で感覚として意識されるためには、大脳皮質が刺激を受ける必要がある。末梢での刺激は、与えられると直ちに脳でその感覚が感知される。大脳皮質を直接刺激しても同じような感覚を意識できる。そこで、Libet は皮質の當該部位に直接感覚を生じさせる閾値ぎりぎりの微細な電気刺激を与えた。その結果、刺激によって感覚が生じるためには、皮質は〇・五秒から一秒間継續して刺激される必要があることがわかった。感覚刺激が意識されうるためには脳の一連の神経回路が活性化される必要がある。このために必要な時間が〇・五秒なのである。刺激の始まりと意識体験の間には、少なくとも〇・五秒の潜在期間がある（Libet, 1965）。人が刺激を感じられるには、刺激の生じた時點より〇・五秒時間の経過が必要であるのだが、しかし、主体はいつも末梢の感覚を現実に生じた時點で感じていると報告するのである。つまり主体は実際よりも〇・五秒早く刺激を感じたと意識しているのである。この事実を彼は巧みな方法で示した（Libet et al., 1979）。末梢部位、たとえば、右手の甲に刺激電極を置き、さらにそれとは反体側になる大脳の後感覚野に電極を置く。そして脳内に置かれた電極に刺激を与え、二〇〇ミリ秒後に手の甲に刺激を与える。その後左右どちらが先に刺激されたかを被験者に答えてもらった。脳への直接の刺激の方が、末梢の刺激よりも先であったのだから、當然末梢の刺激の方が遅く刺激されたと感じるはずである。しかし、実験結果は被験者が手の甲の刺激の方が先であると感じることを示したのである。脳は末梢の刺激が実際に生起した時を、刺激を感知した時として意識しているのである。もし脳への直接刺激でも末梢への刺激でも、脳が最終的に感覚として感知するのに必要な時間が同じだとすると、脳への直接刺激を先と判断するはずである。だからこの一見矛盾するような結果は、脳は脳が実際に刺激を感知する時間より前に末梢刺激が生起する時間を設定していると解釈するしかないのである。つまり脳は時間に関しての捏造をおこなっていることになる。しかもそれをおこなう部位は大脳より下のレベルにあるらしい。

もうひとつ Libet は重要な主張をおこなう。主体がなんらかの行動を起こすことを意図する前に、脳はすでにその活動を開始しているというのである。彼はこれもまた巧みな方法で明らかにした(Libet et al., 1983)。筋電図と脳の活動電位を記録できるようにしておき、被験者に動かしたいという衝動が生じたら手の指あるいは手首を動かすよう指示し、さらに、動かそうという衝動が生じた時點を目の前の時計の針の位置で特定するように指示した。すると動かそうと意図した時間は、確かに筋肉の動き始める時間より前であった（平均二〇〇ミリ秒前）。だが驚くべき事実は、脳が指や手首を動かそうと意図する数百ミリ秒前に、すでに皮質で活動電位が記録されたことである。意図したと主体が判断した時間よりも数百ミリ秒前にすでに脳は活動を開始していたのである。もしこのことが事実だとすると、これはわれわれが自由意志を持っていないことを示している。意識は行動を始められない。行動が遂行されるべきでないことを決定できるだけである（Nϕrretranders, 1991）。Libet は、われわれには自由意志はなく、開始された行動を禁止する自由しかないのであるという(Libet, 1985; Libet et al., 1983)。意識はローマの護民官のように、拒否権（veto）という権限しか持っていないのである。

Libet のこれらの実験結果のうち、前者は、脳の中に独自の時間測定方法があり、それが作動することが進化論的に重要であると説明されうるであろう。しかし、後者はわれわれの日常の体験についての常識に明らかに反する事実である。これをどのように説明して納得すべきか未だに定まっておらず、脅威的ですらある。當然これに対して、多くの反論が提出されたが（Nϕrretranders, 1991 参照）、まだ妥當な反論は見當たらないようである。たとえば Dennett（1991）は、被験者が感じた時間を報告する際に脳の中で記録の改竄がおこなわれていて、主觀的判断の時を特定するのがすでに問題であるとして、実験は意味のないものとして退けた。Penrose（1989; 1994）は Libet の実験結果に驚きを表明し、解釈を控えつつ、しかし、自由意志を働かせるのに五〇〇ミリ秒も必要としない、もっと前に意志は作動しているであろうと主張する。たとえば、卓球のラリーのとき、玉をどの方向に打つかを決める自由意志が、玉の動きを認知してから五〇〇ミリ秒後に作動するとなると、たちどころにその勝負に負けてしまうであろう。もっと早期に意志は作動しているであろうとPenroseはいうのである。意識を考えるとき、通常の物理的法則を時間に適用するのは誤りであるとPenrose（1989）はいう。だが、そういったとしても、Libetの実験結果の解釈になっているわけではない。

この不思議な現象はまだ説明がつかない。しかし、この現象が事実だとすると、われわれが意識というとき、それは脳の活動のきわめてわずかな領域しか占めていないことになる。脳は情報を縮小させて行くシステムであるとNφrretranders（1991）は述べた。あるいはJacob（1997）も脳での情報過程は情報の選択的消却過程であるという。脳は脳に伝達された膨大な量の情報を、われわれが理解し得るように縮小し変形させるのであるが、われわれが意識できるのは縮小された情報の極一部でしかないのであろう。

意識は思考や行動を開始しないというLibetのおこなった実験結果が、われわれの日常生活の背後に存在しているかもしれないと考えさせる契機となる精神病理現象を、われわれは少なくとも二つ知っている。ひとつは Tourette 症候群であり、もうひとつは強迫性障害である。Tourette 症候群は不随意の一群の筋の短時間の律動的運動と不随意の發声を同時期に症状として持つ症候群と定義される(American Psychiatric Association, 1994)が、しばしば汚言症なる症状を示す。汚言症とは、人前で口に出すことがはばかられることばを、口に出してはいけないと思っているにもかかわらず、發言してしまう状態をいう。この症状が脳のいずれかの部位で發生し、發声器官を通して現れる過程に、主体の意識はvetoの権限を行使することもできず、手をこまねいているだけである。

強迫性障害は主体が意図しないのにある観念が脳の中に出現し、主体がそれを不合理と認めるにもかかわらず、その観念を抑えることができず、またその観念と関連している行為を実行せざるをえなくなる状態を指す。ここでも観念や行動は主体の意図や意志にかかわらず出現し、その主体を悩ます。意識はこの場合も veto の権限を行使できない。もちろん、Tourette 症候群と強迫性障害の成立のメカニズムは違っているであろうし、脳の関連部位も異っているであろうが、この二つの症候群が、われわれの意志や意図とはなれて、行為や観念が生じるとするる Libet の主張を示す事実であることに替りはない。

意識は内省的考察では辿りつけない領域の活動を多く内包している。意識の機能や構造を考える上で、手掛かりとなる二つの重要な神経心理学的事実を追加しておこう。一つは、盲視に関する事柄である。Pöppel ら (1973) は銃で後頭葉の有線野に損傷を負った患者の視覚機能を調べ、彼らが物を知覚しているという自覚がないにもかかわらず、物の位置を示すことができるのを見出した。さらに、Weiskrantz ら (1974) は、偏頭痛の治療のために後頭葉を切除した患者の視覚機能を調べ、物を認知できないにもかかわらず、物のある位置がわかり、水平線と垂直線の区別ができることを見出した。Weiskrantz はこの現象を盲視 (blindsight) と名づけた。また、Kolb ら (1995) は健常者にも盲視と同じような現象がみられることを示している。この現象を説明するためには、視覚経路が少なくとも二種類あると考えざるをえない。一つは、眼から外側膝状体を経由して後頭葉のいわゆる視覚野に至る経路であり、もう一つは、眼から上丘を経由して頭頂葉に至る経路である (Ramachandran & Blakeslee, 1998)。Weiskrantz (1997) によると、網膜から皮質に至る経路は少なくとも九つある。Goodale ら (1991) は、物を認知するための視覚と物を把握するための視覚の二種類の視覚があるという。いずれにしても、われわれの意識に昇らない視覚機能が働いているのである。そして、この意識されない知覚機能がわれわれの意識活動や行動に影響を与える。

意識の活動に関連する注目すべき神経心理学的事実の二つめは、幼児期の記憶に関する事柄である。幼児期の記憶はしばしば失われる。この事実は心理療法の過程でも確認されてきた。精神分析学の臨床経験を通して、基底欠陥領域の存在を主張したのはBalint（1968）であったが、彼はその領域を言語以前の体験に属する領域であるといった。一方、發達心理学的観點からNelsonら（1998）は、記憶には、明示的記憶（explicit memory）と非明示的記憶（implicit memory）があるという。もちろん記憶は多くの次元の多様な要素の集合体として成立しており（Weiskarntz, 1997）、この二つだけに区分できるわけではない。たとえば、短期記憶と長期記憶という区分もあるし、意識的記憶と無意識的記憶という区分も可能である。言語的記憶と行為的記憶といった区分も可能になる。だから、Nelsonらの記憶の区分は發達軸に沿った区分の一つに過ぎない。だが、それらを前提にして、彼らの議論を追ってみよう。彼らによると、明示的記憶は、内側側頭葉と関連しており、非明示的記憶はそれ以外と関連している。明示的記憶の想起内容は、言語的に表現されかつ自己感と深く結びついている。一方、非明示的記憶の想起は、行動や生理学的活動によっておこなわれ、意識されずかつ自己感を伴わない。明示的記憶は海馬や前前頭葉の神経細胞の發達と関連しており、そのため、一歳の子どもは明示的記憶を持たないし、二歳にならないと子どもはその想起が困難であるといわれている。すると、Balintのいう基底缺陥領域は非明示的記憶の領域にあるといえる。さらに、これらの記憶は行動や生理学的活動によって表現されるのであり、感情を伴う。Postら（1998）は、記憶と感情を結びつけるのに扁桃体が重要な役割を果たすと述べている。感情は、心が生起する事象に價値を与え、注意の選択をおこなうための基礎である（Siegel, 1999）。そして感情の發生には大脳基底核、特に視床下部や前頭葉底部や扁桃体などが関与している（Damasio, 1999）。Damasio は人間の意識について考察する際、意識を中核意識と拡張された意識に区分した。中核意識とは、「対象の情報処理によってどのように因果的に生体が影響されるかについて、イメージ的で非言語的な二次的説明を脳が形成するとき生じる」（p.192）意識であると述べている。拡張された意識とは、この中核意識に加えて、自己の履歴を含んだ意識のことである。つまり、過去や未来についての意識を含む。これまでの考察によると、中核意識は言語の方途にある。

これらの事実から、われわれの意識は自らの脳の活動によって生じる現象を捉えることができるとはいえ、そのごく一部しか捉えられていないことがわかる。縦断的にも横断的にも意識の背後に意識されない脳の活動領域が広大な範囲で存在しており、しかもそれらが意識の活動に甚大な影響を与えている。われわれが見てきた心理療法は、行動療法を除けば、もっぱら言語を介在させて、心的活動に変化を生み出そうとしてきた。しかし、それらの到達範囲はきわめてわずかなものでしかない。心理療法がもし、今以上に有効性を發揮できる治療手段であろうとするならば、言語以前のあるいは言語外の領域に関わる技法を開發する必要があるであろう。無意識の領域に到達する方法を模索せねばならないのであるが、誤解を避けるために一言附け加えるならば、Freud の無意識は、Balint（1968）の指摘を待つまでもなく、言語によって到達可能な意識の領域なのである。

われわれは以前、心理療法が対象とする意識を考察した際（石坂, 1998）、意識を便宜的に五層に区分した。身体意識と行動意識と情動意識と表象意識とメタ表象意識である。この意識の構造は、本書のここまでのわれわれの考察によって変更を強いられるであろうか。もちろん本書では、われわれがすでに述べたように、意識は心と読み換えてある。これまでみてきたように、意識をこのように五層に区分する意識論はあまりない。Damasio が中核意識と拡張された意識の二層に意識を区分したのと同じように、Edelman ら（2000）もまた意識を一次意識と高次意識に区分する。彼らは意識が視床皮質システムを中心とした神経群の相互作用によって生じるという。これらの説は、意識の成り立ちを解明しようとする目的を持っており、われわれのように心理療法にとっての心の構造には関心がない。しかし、われわれの意識の構造は、彼らの主張のいくつかと重っている部分がある。たとえば Damasio の中核意識は、われわれの身体意識や情動意識に重るし、拡張された意識は表象意識やメタ表象意識に重る。Edelman らの視床皮質システムは、やはり身体意識や情動意識と重なりを持つ。だが、われわれの各層はそれぞれに、意識される部分と意識されない部分を持っており、その意味で五層の意識は意識の機能的区分であるといえるであろう。以前われわれは五層を下から上に上昇する雲の層のイメージとして捉え、それを図示した。しかし、その関係は意識を単純に上下の層構造として捉えて事が足りるのではないことが、これまでの考察から明かになった。そこで、これらの層の相互関係を念頭において、訂正を加えた意識の層の図を図３に示しておく。ここで注意せねばならないのは、図示されているそれぞれの層が、必ずしも脳のどこかの局所に対応しているのではないことである。あくまでも身体を含めた全体としてそれぞれの層が形造られており、機能しているのである。特に行動意識は、パターンとして形成されたものであり、脳に対応箇所を求めるとしても、脳全体以外にはないと考えられている。脳はいつでも全体として活動しているはずだからである。

われわれが心理療法の対象とする主体は、確かに表象機能を持ち、一連の規則に基づいて行動をする主体であるが、それは機械ではなく、自らの意識経験についての意識を有し、かつ志向性をもち、環界と能動的に交流し、

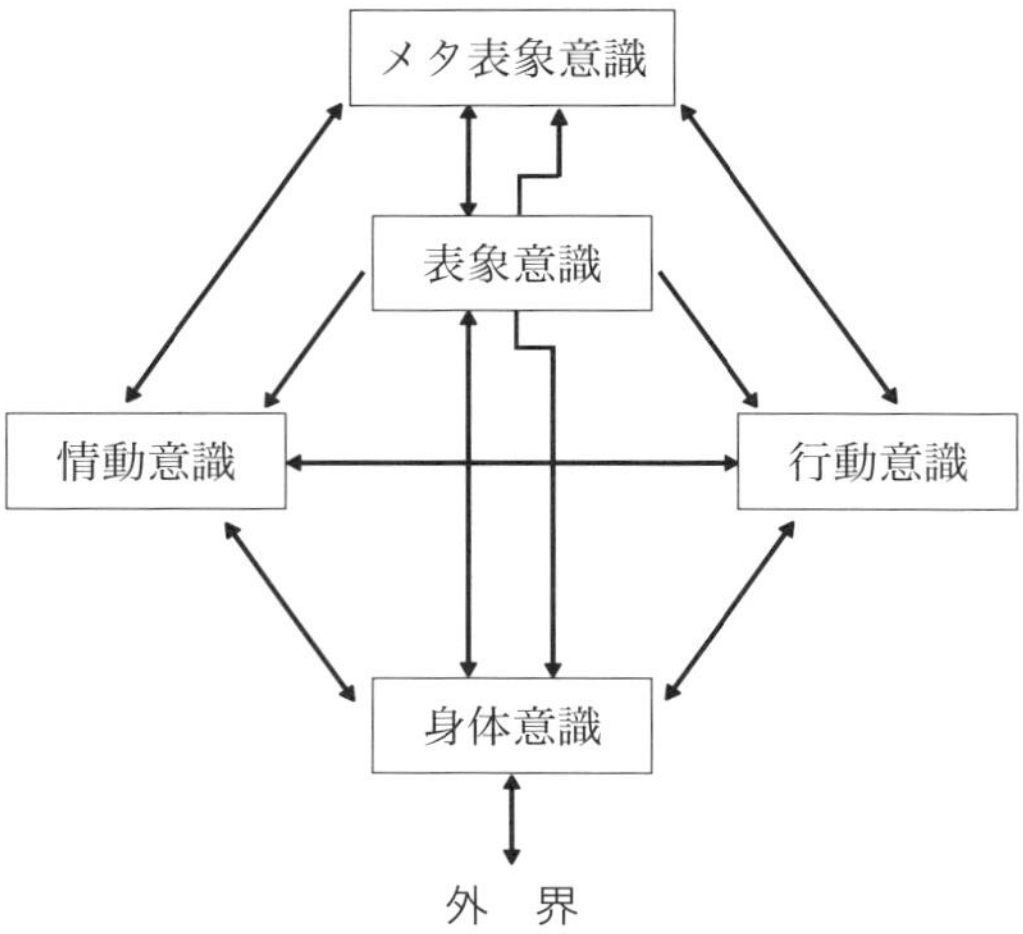

図３

時には自らの内的な信念体系を変化させる主体でもあるのだ。しかも感情という外部からの情報に價値を付与する機能をもっている。主体にとって情報の價値が重要なのである。情報の價値を媒介項として外部に向かう傾向が志向性であり、また内部の状態の評價が自己感であるといえるかもしれない。それゆえ心理療法が主体の信念体系を変化させる技法であるとするならば、Damasio のいう拡張された意識の方途にある中核意識、Nelson らのいう非明示的記憶に至る道を明かにし、その道を歩むための方法を開發せねばならないのである。その課題に取り組む前に、われわれは少し寄り道をして、心理療法の過程で中核意識の周辺で生起する心の現象に目を向けておこう。心理療法の本質を考察する上でも、心理療法の実践過程で生じる現象に精通することは重要であり、また心理療法の新たな技法を開發するためにも、実際に生じる心的現象の十分な理解は缺かせないと考えるからである。

第五章　心理療法の過程で生じる心の諸相

これまで、心がどのように考えられてきたかを歴史的に検討し、また、現在の認知科学や神経学や發達心理学の知識を媒介にして、心の構造と属性がどのようなものであるかを考察してきた。このような作業はいずれも、心理療法を実施する前提として、その対象である心を、できるだけ実態に即して、しかもできるだけ細密に描く必要があると考えたためであった。そして、われわれは心が脳の齎す特定の機能と領域に分離されたモジュールとしての機能を持ちつつ、それらを機能的に集結させる複雑に構造化された現象であり、しかもわれわれの自覚する意識はこの広大な領域のごくわずかにしか到達できないことを知った。さらに心は志向性やクオリアといった属性を持ち、創發的であることもみてきた。そしてなによりも重要な属性として、感情があることも知った。これらの知識は心理療法をおこなう上での基礎的部分をなす。だが、これらの知識だけでは、心理療法の対象である心をすべて把握したことにはならない。心理療法の過程で現象してくる心は、これらの基礎的部分を背景にして、さまざまな表情を見せる。そのような多面的な心的現象の理解とその処置の方法こそが、心理療法の本来の目的とするところである。それゆえ、本章では、心理療法過程で現れるいくつかの、しかし治療過程を考察する上では欠くことのできない心理現象をいくつか採り上げ、考察することにしよう。その中には心理療法で従来軽視されてきた領域もあれば、心理療法の本質をなすとみなされてきた領域もある。だが、われわれの問題意識は心の構造と機能面からみて、そのような領域をどのように理解することが可能であるかにある。そして、この考察によって従来から論じられてきた既知の心的領域に対しても、新たな光を当てられるはずである。

(一)神秘的体験あるいは宗教体験と心理療法

われわれは以前意識の問題を論じたときに、特殊な意識として超清明意識について触れたことがあった（石坂, 1998）。しかし、その際この意識については深く論じることがなかった。実際に出現する現象の具体例を、いくつかの著作からの引用によって示し、その存在の可能性を示唆したに留まった。この意識がどのような条件で生じるのか、またどのような構造をもつのか、そしてそれが心理療法にとってどのような意味があるかなどについて、十分な考察がなされたわけではなかった。問題は持ち越されたままである。さらに宗教と関連する意識についての考察の必要性について触れながらも、この課題は今後の問題として残されたままであった。われわれが前書で扱った超清明意識は、神秘的意識や宗教体験と深くかかわりを持っている。逆にいえば、心理療法が心のさまざまな状態を対象にする治療の学であるからには、われわれは神秘的意識や宗教体験とかかわりのある意識の考察を避けて通ることができない。心理療法の源泉には呪術やシャーマニズムなどの宗教体験があったし、現在に至るまで精神の病はいうに及ばず身体の病の治療にも、宗教が強く関与している（小俣, 1998; 石坂, 1999）からである。それゆえ、心の諸相を考える際に、神秘的体験や宗教意識は考察の対象として重要な領域であるばかりか、治療論的にも重要な要素を含んでいるのである。そこで、ここでは意識のある側面の現象的記述でしかない超清明意識を考察するのではなく、現実の具体的な体験様式としての神秘的体験について考察することにしよう。

宗教体験が精神の病に改善をもたらすことがある。トルストイの晩年の苦悩はよく知られているところであるが（トルストイ, 1882）、彼の苦悩は功なり名を遂げた後、真の生活の意味を見失ってしまったがために生じたものであった。この時期のトルストイは抑うつ状態にあったと考えてよい。そして、彼の著作を読むかぎり、彼は長い年月の苦悩と思索の後に、宗教において生活の意味を見出し、この苦悩から脱出しえている。しかし、このような変化が生じたのは、彼が既存の宗教的教義を受け入れたためではない。自ら身をもって宗教を体験してはじめて彼の内面の変化が生じた。いずれにせよ James（1902）が指摘するように、宗教体験がトルストイのうつ状態の改善を齎したのである。宗教体験が心の病を改善させうる例が、少なくとも一つここにある。

もっと大掛かりな宗教的治療行為の実践例が歴史上見られる。十九世紀の後半のアメリカで、宗教的治療法が突如始められ、短期間に広く受け入れられるという事件があった。メリー・ベカー＝エディ率いるクリスチャン・サイエンスの運動である（Janet, 1923; Zweig, 1931）。クリスチャン・サイエンスの教義は、「神がすべてである。神は善である。善は精神である。神＝精神がすべてであって、物質はなにもない」（Janet, 1923）という公理に要約される。この教えによると、病気や悩みは本来存在しないのである。ではなぜ本来存在しない事態が生じるのか。人々が誤った信念を持っているからに他ならないとエディは主張する。この考えは佛教思想と一脈を通じている。いや、むしろすべての宗教に共通する考えというべきなのかもしれない。だが、歩む道が同じなのはここまでであり、両者はその後別々の方向に進む。佛教思想では考えがすでに妄想《もうぞう》であった。クリスチャン・サイエンスでは、信念すべてが悪いのではなく、誤った信念のみが諸悪の根源となる。そこでこの団体の教義によると、正しい考えを持つことが到達目標となる。つまり、彼らの治療法はあらゆる病に対して一つだけあればよいことになる。誤った考えを力強い健康な考えに変えることがすべてとなる。この思想は、すでに触れたように、現在の認知療法の治療理念そのものであるように、われわれには思える。もっともこれら二つの思想の間では、治療の具体的方法に関して違いがあるのは勿論である。クリスチャン・サイエンスは神が善であることを思い、その善に自己の思考を同化させようとするのに対して、認知療法では、具体的な日常の思考の歪みを見出し、それを矯正しようとする。片や神の国への上昇であり、片や地上にある世俗への降下である。だが正しい考えを持つことが治療的であるとする點で両者は同じである。時代的背景が異なるため、正しさの基準が変っただけであるということ、語弊があるだろうか。

さて、クリスチャン・サイエンスの運動は、教義の簡明さと、James（1902）がいう楽観的すぎる考え方と、ある程度の現実的有効性があったため、一時期猖獗を極めた。しかし、だからといって、このことがこの団体の教義の正しさを證明することにはならない。メスメリズムと同じような事態が生じている。クリスチャン・サイエンスの提唱した治療法が効果を發揮したのは、治療法が有効なものであったからではなく、単に人々がこの教義を信じたがゆえに、教義が効果を發揮したかのように見えたにすぎないのである。Janetもこの運動をメスメリズムの延長線上に捉えた。確かにこの活動の中に暗示の要素はあったであろう。だが、この暗示は催眠術師の指示によるものではなかった。クリスチャン・サイエンスの運動で作用したのは、確かに暗示ではあったが、それはJames（1902）が彼の著作で引用した事例に見られるように、自己暗示なのであった。もっとも、この暗示もある変化、つまり内面の変化を引き起すきっかけにすぎない。Jamesはそのような内面の動きを潜在意識の作用と考えた。なるほど、この心の変化は意識的におこなわれたものではなく、意識下で生じている。そこで重要になるのは、そのような変化が生じたとして、その変化がどのようにして生じたのか、その過程を明かにすることである。

クリスチャン・サイエンスの運動が目標とした宗教体験によって、個体の心的変化が生じるのはなぜかを解明するといった課題に取り組むには、少なくとも二つの方法がある。一つは社会学的に解明することである。Levi-Strauss（1958）は呪術の効果が生じる要件として三つの条件を挙げた。一つは、呪術師の彼自身の術の効験に対する信仰であり、二つ目は彼が手當てする患者や彼が責め苛む犠牲者が、呪術師の持つ能力に関して抱く信念であり、三つ目は集団的世論の呪術師に対する信頼と要求である。呪術や宗教行為は、意味体系の形成とそれへの信念が病を造り出したり治癒させうることを示す格好の例であり（石坂, 1999）、クリスチャン・サイエンスはその近代例の一つといえる。人々は意味体系と病の関係を、シャーマニズムに見られるように古くから利用してきたが、その因果関係を神のような超自然的存在を介在させることなく、心理的メカニズムで理解しようとするようになったのは、近年に至ってからである。個人の信念体系は、言語の獲得がそうであるように、共同体の信念体系に沿って形成される。個人の所有する意味体系は、その意味で個人の所属する共同体の意味体系である。われわれはここに家族療法の基礎があることを理解する。

もう一つの方法は、個人の内部でどのような変化が起きているかを明かにすることである。Jamesが宗教体験の背後にその存在を認めた潜在意識とはどのようなものであるかを問うことである。クリスチャン・サイエンスでは、治療活動はただ神を信じ、病や苦悩が誤った考え方によるという考えを信じ、ひたすら良い考えを持つようにと勧める行為としておこなわれるのであるが、しかし、そこには、単に信念を変えるといった表層的意識レベルでの現象としては考えられない体験、つまり宗教体験といわれる体験がないわけではない。宗教体験を心理学的問題として分析したのはおそらくJames（1902）がはじめてであろうが、彼はその著作の中でクリスチャン・サイエンスを「念のいった楽天的人生観」と片附けている。それでもその著作の中に、クリスチャン・サイエンスの説得を、ものはためしと試みて、精神的苦悩から解放された人の文章の一部を載せている。それを讀むと、その人は実際に抑うつ気分を改善させたのであるが、その変化はクリスチャン・サイエンスの教義を信じたがためなのではなさそうである。その文章による限り、信じる行為そのものによって内面の変化が生じ、その変化が気分の変化を齎したといえそうである。トルストイの経験したものと同じ過程がここにもみてとれる。そして、この内面の変化は、ある意識状態になることによって生じるのであるが、この状態こそ神秘的意識や宗教的意識といってよい意識なのである。ただトルストイの体験は、通常神秘的体験といわれる激しくきらびやかな体験ではなかった。多分トルストイの体験が通常の様相をみせなかったのは、病的状態の変化の時間と関連しているのかもしれない。宗教体験を語るには生々しい神秘的体験を対象にする方が、都合がよい。激しい変化がありまた華々しいから、意識の変化の様相の実態を把握しやすいのである。

それでは通常の神秘的意識と考えられる状態がどのようなものであるのか、ここに一例を挙げて、その実態の一面を示そう。Buberが集めた神秘的体験を記述した一連の文書の中に、ギリシャのキリスト教神学者シメオンの手記がある（Buber, 1921）。

彼（キリスト）はしかし来た、彼のそれを欲するときに。そして明るい霧雲さながらに降りてきて、彼は私の頭をすっかり取りかこむように思われたが、私は驚いて叫び声をあげた。彼はしかし、ふたたび飛び立って、私をひとりだけにした。そして私が彼を骨折って探すと、私は突然、彼が私自身のなかにいるのに気づいた。そして、私が私の中心に円い太陽の光のように現れた（Buber, 1921, p.75）。

この文章の中には、短時間の間に生じた神秘的体験の一様式が記述されている。このひと續きの体験の中で、少なくとも三つの特異な体験を区別してみてとれる。一つは幻視である。光輝く雲のようにキリストの姿が知覚されている。しかも、この明るい雲のごときキリストはシメオンの頭を包んでしまう。二つ目は自我分離体験である。自己の身体の中にキリストがいると感じる。これは身体幻覚かもしれないが、自己の中に他の人格の存在を感じており、自我の分離と考えられなくもない。その後に自分の中に自分がいるというはっきりとした自我分離状態も記述されている。三つ目は、發光体体験である。これは光輝くキリストと、自己の中心に円い太陽のように光る自分がいると記されている体験である。これらも幻視の一形態であると考えられなくもないが、この記述では、これらの体験が視覚体験であるのか、身体感覚体験であるか、明確ではない。右で引用しなかったが、この手記の他の部分で、この一連の体験のさなかに、シメオンが至福感を体験していることも記載されている。この体験も神秘的体験に随伴するものとして無視できない。

Buber は自らの著作の中に、このような手記を多く集めて掲載してはいるものの、これらの体験がどのように齎されたかについて述べていない。ところで、Jung ら（1929）が見出した道教の教典である「黄金の華の秘密」では、同じような体験が、呼吸法の調整（たとえば数息法）のもとに、ある種の瞑想法によって生じると記述されている。この書物の説が正しいとすると、瞑想をおこなえば、このような發光体をだれもが体験できるはずである。Buber 自身若い頃に宗教的恍惚を体験しており（Buber, 1932）、このような例はいくつでも拾い出せる（たとえば Buber, 1921）。それゆえ神秘的体験や宗教的恍惚のような体験が遍く存在することは事実である。そこで問題となるのは、そのような現象を心理療法の理論から見てどのように理解するかである。つまり個人がそれをどのように体験し理解するかである。宗教体験を心理学的に理解しようとした最初の心理学者である James（1902）は、既述したように、このような現象を潜在意識による自動現象であると考えた。なるほどそうではあろう。だが、心の諸相を考究してきたわれわれは、この説明で満足するわけにはいかない。潜在意識は心の大部分を占める意識であり、自動現象すなわち意識されない心の活動にはさまざまなものがありうるからである。宗教的体験が潜在意識の自動現象だとして、それではどのような特質を持つ自動現象であるかを見定めねばならない。

多くの宗教体験についての記述を比較してみると、これらの体験には共通する部分がある。超越的なものとの一体感と、それによる恍惚感、および發光現象の三つの体験である。James（1902）は、このような体験を「回心経験期」の体験とし、そのときに主体が感じる体験様式をまとめている。それによると、万物が一なるものと融合するという喜ばしき確信、今まで知らなかった真理を知覚するという感覚、幻影的あるいは擬似幻影的な發光現象を伴う世界の変化、そして幸福の極みである恍惚境といったものの体験である。James に従うと、宗教体験は四種類の体験に区分されうる。つまり、われわれの考える三つの体験様式に、真理を知覚するという感覚を加えるのである。

これらの体験は、われわれの理解では、いずれにしても超越的存在によって齎されるのではなく、個体内部の潜在意識あるいは深層意識での体験にすぎないのであるが、これら諸体験を現象による区分ではなく、体験が生じてくる基盤となる深層意識の層によって区分することも可能である。われわれは先に「大乗起信論」に依拠しつつ、佛教哲学における心の概念を検討した際、心がさまざまな相に区分されうることをみた。しかし、この思想体系では、心はアーラヤ識の働きによるものであり、深層意識の層としては実は一つであると考えられていた。ところで、深層意識をもっとも細密に区分したのはイスラームの哲学である。イスラーム世界で概念化されたスーフィー的意識からすると、深層意識には三段階あるといわれている（井筒, 1980）。井筒によると、スーフィズムでは意識が五段階に区分される。最上層にはナフス・アンマーラ（意識の感覚的知覚的領域）があり、次にナフス・ラウワーマ（意識の理性的領域）がある。この二つは表層意識である。そして、三番目にはナフス・フトマインナ（完全な静謐の状態に入った意識）があり、四番目にはルーフ（心の深みに開けてくる幽玄な領域）があり、最後のシッル（普通の意識を完全に超えた無意識の深み）がある。これら三つは深層意識である。そして、このように意識が五つの意識層に区分されることを前提にすると、光に照らされた世界の体験は、ルーフにおける体験とされる。つまり、スーフィズムの深層意識では、神秘的体験は、完全な無意識の深みへと至る過程の途中で体験される意識であり、それ自体は James の考えたような至高のものであるとは考えられていない。井筒（1980）は「スーフィズムにおける意識の深層の開眼の過程が、イマージュに満たされ（p.82）」ているとし、意識の深層に至る五つの段階でさまざまな色彩に満たされた幻影を体験し、最後に神とわれとの対立が無化され、「いったん失われたスーフィーの『われ』が、こんどは神の『われ』の自覚の場として、生まれ変わった新しい『われ』として、再び立ち直ってくる（p.102）」といった神との一体感が体験されると述べている。この教義では、神との一体感が至高のものと考えられているのである。

このような神秘的体験は、宗教的修行や薬物作用によって齎されるものであるが（Staal, 1975）、厳しい宗教的修行を経ることなく、あるいは薬物の助けを借りることもなく、なんらかのきっかけでまったく突然に生じることもしばしばある。たとえば、James（1902）は、それは罪悪から離脱しようとする過程で体験されうるものであるという。トルストイ（1899）は小説「復活」の中で、主人公の体験する高揚感をそのようなものとして記述している。しかし、別の経路からそのような体験が可能となる場合もある。ドストエフスキー（1868）は小説「白痴」の中で、主人公の癲癇發作の直前に体験する心的状態を記述している。

憂愁と精神的暗黒と緊迫を破って、不意に脳髄がぱっと焔でも上げるように活動し、ありとあらゆる生の力が一時にもの凄い勢いで緊張する。生の直感や自己意識はほとんど十倍の力を増してくる。が、それはほんの一転瞬の間で忽ち稲妻のごとくに過ぎてしまうのだ。そのあいだ、知恵と情緒は異常なる光をもって照らし出され、あらゆる憤激、あらゆる疑惑、あらゆる不安は、諧調にみちた歓喜と希望の溢るる神聖な平穏境に、忽如として溶けこんでしまうかのように思われる。（p.220）

この神秘的恍惚体験は、癲癇のなかでも側頭葉癲癇に伴って生じるとされている。Daly（1958）は、側頭葉癲癇に伴う發作性の感情体験として恐怖や抑うつ感のほかに「歓喜」の体験があり、この体験はそれほど稀ではないのであるが、あまり注目されていないと報告している。そして、「至福感」や「平和に満ちた静謐感」を体験する事例を記述している。側頭葉癲癇に伴うこれらの体験は、神秘的恍惚体験と同じと考えてよい。ところが、神秘的体験は側頭葉癲癇でもきわめて稀にしか見られない現象であるといわれている（扇谷, 1993）。すると、このような体験が生じるためには、癲癇発作に加えて別の条件が必要となる。Bear と Fedio（1977）は、神秘的体験が生じるためには癲癇によって辺縁系と大脳皮質の神経組織の間の機能的な過剰結合が生じる必要のあることを示唆している。また Ramachandran ら（1998）は、扁桃体や辺縁系の関与が宗教体験を生じさせる可能性を示唆している。もし、それらの主張が事実だとすると、神秘的体験には脳のある部分、たとえば辺縁系や扁桃体の過剰な活動が必要ということになる。扁桃体は感情の認知と関連があるとされており（Adolphs et al., 2000; Bachevalier, 2000）、恍惚はイマージュに感情が付与されるために体験されるものなのかもしれない。すると、手段や方法がどのようなものであれ、神秘的体験が生じるためには、側頭葉や辺縁系にある神経細胞が通常でない様式で賦活されねばならないのである。

しかし、宗教体験はこのような神秘的恍惚体験以外の体験も含んでいる。たとえば禅の境地である。禅が意識体験としてどのようなものであるのかを記述することは難しい。「不立文字」といわれるように、言語で表現しようとしても、表現されえないものであり、体験するしかないものと考えられているからである。その体験の一つは、「永嘉證道歌」（大森, 1974）によって次のように記述される。

真を求めず妄をも断ぜず
二法空にして無相なることを了知す
無相は空も無く不空も無し
即ち是れ如来の真実相

この道歌は、禅の体験そのものの記述としては、「無相は空も無く不空も無し」などの句にみられるように、まだまだ説明的でありすぎる。「永嘉證道歌」には、禅の心境そのものを表す道歌もある。たとえば次のような詩である。

心境明らかに鑑みて碍り無し
廓然として瑩徹して沙界に周し
万象森羅影中に現ず
一顆の円光内外にあらず

ここには、何の汚れもない心が明鏡のように森羅万象を一点の曇りもなく映し出しているが、しかし、そこには闇も光もないといった体験が表現されている。これは井筒（1983）によると、絶対無分節の領域である。外的世界の存在を分節化しない意識の状態は、激しい修行によって得られるのであるが、意識をそのままに保ちながら、外的刺激を無化させていくといった方法で到達できるとされる。神経心理学的に言うと、対象物が感覚器官を経由して入ってくるにしても、それをなになにであると判断したり分節化しないで、感覚が励起している状態をそのままにしておくことである。認知のための連合を停止する状態といえるであろうか。これはHusserlのいうエポケーの状態に類似している。ただ、Husserlの方法が理性のレベルで施行されるのに対して、禅では身体のレベルで施行されるといった実践方法の違いがある。禅では、現象はすべて心の造り出す妄想《もうぞう》に過ぎず、悟はこの真実を体得することであるとされるから、究極の境地は無相を見ることなのである。あるいは同じことであるが無相を見ないことである。このあたりの事情を曹渓恵能（1972）は次のように説く。

我が此の法門は、従上以来、まず無念を立てて宗と為し、無相を体と為し、無住を本と為す。無相とは相に於て相を離る。無念とは、念に於て念無し。無住とは、人の本性は、世間の善悪好醜、乃至寃と親と、言語触刺、欺争の時に於て、並びに将って空と為して、酬害を思はず、念念の中に、前境を思はざるなり。

この体験は、心の層からみると、外界を認識する意識の立ち現れるか立ち現れないかのゼロ・ポイント（井筒、1983; 1993）にある意識の状態の体験であるといえよう。禅の修行者が立ち向うべき境地なのである。しかし、この境地は禅の一つの到達點ではあっても、禅の意識の半分しか述べていない。井筒（1983）は「絶対無分節でありながら、しかも同時にそれが時々刻々に自己分節して、経験的世界を構成していく。その全体こそが、禅の見る実相の世界（p.114）」であるという。無相の中に刻々と顕れる現象界が禅の意識の活動面を表す。このような心境にあるとき、目の前の風景はどのようになるのであろうか。道元（1243）は、たとえば「都機」において、月の光に照らされる光景を「万象これ月光にして万象にあらず。このゆえに光呑万象なり。万象おのづから月光を呑尽せるゆへに、光の光を呑却するを、光呑万象といふなり。たとえば、月呑月なるべし、光呑月なるべし」と書く。目の前の光景は月の光によって照らされているのではない。森羅万象が光を呑み尽くし、さらに光が光を呑み尽くす。そこには月の光と万象の区別が無く、しかも時々に月の光であり万象でもある。同じ光景を道元は「山水経」で、青山が運歩し、東山が水上を移動すると表現する。この光景は、感覚を通して外部より入ってきた情報が、明確な内的対象として焦點を結ばず、それゆえいずれの方向にも向かいうる初源の事態であることを示しているのである。われわれは、心が脳の活動を基盤にして生じる現象であるとの立場に立つから、この禅の境地も所詮脳により現出させられた事態であると考える。脳の機能という観點から見ると、禅によって齎された現象はどのようなものなのであろうか。

脳の活動を直接観察する手段をわれわれはまだ持っていない。確かにPETやSPECTなど脳の活動を観察する手段を、今われわれは所有している。しかし、それらは放射性同位元素を用いて、脳の血流や脳の代謝の活潑度を測定しているだけであって、脳の活動そのものを観察しているのではない。さらに、脳の神経細胞の活動の様式を観察しているのでもない。まして、神経細胞の活動を媒介にして、伝達される情報の内容はこれらの手段によってはまったく観察できない。平井（1960）は、禅の達人の坐禅中の脳波を記録している。それによると彼らの脳波は坐禅開始時アルファー波で占められているが、次第に波の周期が延長し、そしてシータ波になる。つまり坐禅中の人の脳波は、覚醒時の脳波と比較すると徐波化を示す。この現象は大脳皮質の活動が低下していることを示しているのである。しかし、坐禅中の人は決して眠っているのではない。脳波による検査からは、これ以上の情報は得られない。ここでもやはり特異な意識状態の背後にある神経細胞の活動の様式を知ることはできないのである。

脳神経学者のDamasio（1999）は、脳の病理現象の研究を基礎にして、意識を中核意識（core consciousness）と拡張された意識（extended consciousness）に区分した際、中核意識を視床や帯状回や上丘などの機能と関連付けた。すると、禅の意識は大脳皮質の活動が低下し、Damasioのいう中核意識のみが活動している状態と考えられなくもない。その意識状態では、外界は明確に焦點を結ばない刺激の束となってゆらいでおり、それらが関連してなんらかの焦點を結べば、主体によって事象として認知されるのである。しかも、その認知は光が焦點を結んで現出させた像のように極めて可塑的であり、われわれの日常体験している世界とは違った様相を見せる。先に引いた道元の描く世界は、月の光が物を照らし、しかも物は月の光であり（光呑万象）、すると月そのものも光の中に溶けていくが（光呑月）、しかしまた像も認知可能である（月呑月）という体験世界である。そして、想像をたくましくすれば、神秘的恍惚体験はこの絶対無の意識に至る過程で側頭葉や辺縁系が賦活されるための体験であるのかもしれない。

スーフィズムの体験や禅の体験以外にも、宗教体験としての意識はある。井筒（1983）は本質を二種類に区分し、その一つを個的リアリティといい、もう一つを普遍的規定性という。そして個的リアリティや普遍的規定性といった本質を覚知する方法としての深層意識がそれぞれあると説く。するとこれらの本質があるとする立場やないとする立場が存立可能であり、それぞれの立場によって対応する深層意識の様式が異なることになる。たとえば宋学の格物究理は普遍的本質を実在するリアリティと信じ、それを深層意識的に把握しようとする方法であったし、禅はすべての存在者から「本質」を消去し、いったん存在世界をカオス化し、再び無「本質的」に秩序を取り戻そうとする体験であるという。このように神秘的体験や宗教体験が本質を把握しようとする試みの過程で生じる体験であるとするならば、次の問題は主体にとってこのような体験にどのような意味があるかを検討することである。われわれの心は世界を単に記述する機械であるのではなく、存在するために世界を記述するのであり、世界の記述はまた意味を生み出す過程でもあるからである。

若かりしころに神秘的体験に魅せられたものの、後にその價値を否定的に捉えたBuber（1932）は、このような体験も「体験されたものであっても生活されるものではない（Buber, 1923）」と述べた。確かに神秘的体験は日常的な生活体験ではない。ただこれらの体験をどのように解釈するかは、それぞれの体験者のその時々の心的状態や生活している文化的背景に依拠するのである。心は意味を形成する志向性を持っているし、意味は状況依存的なのであり、状況は内的にも外的にも存在するからである。われわれはすでに神秘的体験が「回心」として体験され、それによってある心理的苦悩、とりわけうつ状態を回復させる作用を持つことを知っている。もっと普遍的にこのことが考えられないであろうか。宗教体験が、心理療法的に意味のあることかどうかは、十分に検討してみる價値がある。

神秘的体験を至高体験と名付け、それの心理療法的意義を強調したのはMaslowであった（Wilson, 1972）。Maslow（1964）によると、至高体験とは宗教体験としての啓發、啓示、恍惚の体験であるが、またそれは超越的体験とも呼ばれる。超越的体験では、宇宙全体が統合され統一された全体として知覚される。そして「至高体験はそれ自身の内属的價値を伴っているので、自らを確認し、自らを正當化する契機として感じられる」のであるから、治療的意味があると、彼は主張する。至高体験のどのような属性が治療的意味を持つのであろうか。

Wilson（1972）は至高体験が志向性をもっているという。「志向性とは意志体験であり」、精神集中をすることで至高体験が醸成されるという。ある宗教家（門脇, 1991）は、このあたりの事情を、「人間は本来的に絶対的な神秘（無限にして名状しがたいもの）を志向する存在者である」といい、「『不可説な無限』への原初的志向性こそ神体験の根本である」と述べる。ただ、Maslow（1971）のいう至向体験はそのような宗教体験のみを指しているのではなさそうで、もっと世俗的な体験をも含んでいる。彼は芸術的創造や目的達成時に感じる高揚した意識をも至高体験に含めるからである。彼が「現前するものに対する全面的没入であり、目下の問題にわれをわすれることであり、時空を超越することである」と書くように、意志を持ってなんらかの作業あるいは行為へ没入することによって成立する精神状態が、彼のいう至高体験であるらしい。このように考えると、神秘的体験も含めた至高体験は、それぞれの個人にとって、意味のある体験となるであろうし、Maslow や Wilson が説くように創造性の源であったり、自己実現へ向けての行動となるであろう。だが、社会的活動としての宗教的意味を除外し、神秘的体験を個人の心理的現象として考えれば、それは宗教的に特別な現象ではなく、それゆえ神秘的体験を得るための宗教活動になんら積極的価値を見出す必要のないことになる。もっといえば、神秘的体験も脳の活動のある断面に過ぎないのであるから、まさしく個体の脳の造り出す幻影に過ぎないといえるであろう。すると宗教活動は、別の意義をもつことになる。それは心の相互作用あるいは間主観性の問題を含んでいるからである。

われわれは宗教体験の現象を拾い集め、個体の心理現象としての意味を考察してきた。それによって二つの事柄が明かになった。一つは神秘的体験や宗教体験が脳の活動と結びついていることである。これらの体験は、意識が無意識領域へと下降する過程で生じる。そして、イマージュに満ち溢れた恍惚感は大脳辺縁系や扁桃体の過剰な活動と関連しているかもしれないのである。もう一つはこれらの体験の心理的意味に関することである。これらの体験が心理的意味を持つとすると、意識から無意識へ下降する過程で、この体験を媒介にして、個体内部でそれまで保持されていた意味体系が溶解し、新たな意味体系を形成できる可能性が生じることである。意味体系の溶解は、禅の境地に端的に示されているように、知覚体系の変容や溶解過程を含んでいる。そしてそのような境地に没入した人は、時に恐怖によって混乱を呼び起こさずにすまないであろう。そのような事態を回避し、その体験を「回心」と結びつけるためには、溶解している知覚と意識の状態に、統合を起こさせるような意味体系が付与される必要がある。その意味体系こそが、それぞれの宗教の持つ教義の中心をなすのであった。その際新たな意味は、主体の志向性に大いに影響される。

われわれはここまで宗教体験と心理療法の関係を肯定的に論じてきた。宗教体験や至高体験が、心の病の治癒を齎す契機になったり、創造性の源になるとする證拠を拾い集め、それらの体験の積極的側面を強調した。だがこれらは宗教体験の一面でしかない。われわれはすでに宗教活動がいかに個人の信念を歪め、残忍な行為に駆り立てるかを、つい最近のいくつもの惨劇によって経験している。宗教活動のこのような個人への破壊的侵襲を、マインド・コントロールという観點から捉えることができる。Hassan（1988）は、マインド・コントロールを

「個人の人格（信念、行動、思考、感情）を破壊しそれを新しい人格と置き換えてしまうような影響の体系」と定義し、心は事物を捉える枠組みを必要とするが、その枠組みを変えれば情報は別様に解釈されるので、宗教活動はその枠組みを変えるためにさまざまな方法を実施するという。たとえばまず個人の信念の体系を破壊するために、思考停止の状態に陥らせなければならないが、そのために瞑想や集中的祈りや歌やさまざまな儀式が利用されるという。苫米地（2000）は、マインド・コントロールは洗脳の一部にすぎないとし、洗脳を「神経細胞レベルでの情報処理・信号処理の段階に、何らかの介入的な操作を加えることによって、その人の思考、行動、感情を思うままに制御しようとすることである」と定義している。「洗脳」は必ず意識の変容状態でおこなわれ、その状態を造り出すために、さまざまな儀式や業がおこなわれるのであり、意識の変容状態にある人に洗脳者側に一方的に有利な情報が埋め込まれるのである（苫米地, 2000）。「洗脳」から心理療法を区別するものがあるとすると、心理療法では術を受けるものに術がどのようなものでそれがどのような結果を齎すかを十分に説明し、術を受けるものが積極的にその行為に同意し、しかも、術は術を受けるものの利益になることを互いに同意しているといった點があることであろう。心理療法においても、「説明による同意」が必要とされる。

心理療法が深まれば、宗教体験に類似の事態が生じる可能性がある。それゆえ治療者は、神秘的体験を生み出す過程やその意味をよく理解し、そして、その状態を統合するためには意味体系を付与する必要があり、しかもそれを自ら自覚的にであれ無自覚的にであれおこなっていることを、自覚していなければならない。時に「回心」と呼ばれる体験がその過程で生じることもあるであろう。たとえば内観療法でみられる急激な内的世界の変化は、これを類推させる。その際、多分苫米地（2000）が指摘するように、意識の変容状態が造り出されることで、「回心」体験が生じるのであろう。だが、われわれはまだそのような変化が、どのようにすれば確実に生じるかを公式化できるほどの知識を持ち合わせていない。今後、このような観點から、心理療法過程を見直すことも必要であるだろう。

(二)心理療法における共感性あるいは間主観性

心は脳の働きによる現象形態の一つである。そして、脳は個体の頭蓋骨の内部にあるので、心理療法の対象である心は當然個体の中にしかない。しかし、また個々の心は単独で存在しているわけではない。言語活動は脳の働きによるものであるが、言語は一定の集団の内部の他の個体の存在を前提にしている。あるいは、われわれが呪術の効力を論じた際、呪術が呪術であるためにはそれを受け入れる集団の信念体系が必要であることを見た。心が機能するためには、相互に影響を与え合う集団としての心の働きがなければならない。通常この集団としての心は、社会心理学とか集団心理学として扱われる。しかし、心理療法に現れる心の諸相を解明しようとしているわれわれは、相互に作用する心を發生論的に、つまり個体の脳の機能としてどのように出現するかといった観點から考えてみたい。

われわれは前著（石坂, 1998）で、心理療法的治療の開始時に治療者の共感的態度の重要性を指摘しておいた。この共感的態度が、ラポールの形成の重要な要件であり、ラポールが治療継續のための不可欠の鍵であることにも触れた。さらに、治療過程で生じ、かつ治療技法と密接に関連する現象である転移も、共感性がなくては生じないと述べた。ところで、治療者が共感性を持って被治療者に対面し、被治療者はそれによってラポールを形成するという治療初期の現象は、二人の人間によって形成される相互関係の一面である。この相互交流を通して、治療者は被治療者の表出することばを理解し、またそのことばに伴う感情やそのようなことばが産出されざるを得ない被治療者の心的状態を理解するのである。しかし、それだけでは、われわれの考える共感性とは呼べない。われわれの考える共感性は、このような表象意識よりも深部に立脚しているはずである。この表層意識の相互関係の段階はKant風にいうと、悟性的理解である。共感にはこのような知的理解以上のものが含まれているように思える。被治療者のその時々に体験している基調感情に共鳴することこそが、共感なのである。

一方、被治療者が体験するラポールは、治療者のそのような共感的態度に呼応して、治療者を総体として受け入れたことの表現なのであるが、このとき被治療者も治療者の基調感情に共感していることになる。すると治療の初期はいうに及ばず、心理療法の全過程で重要な治療的要件である共感は、実は二人の人間の間に生起する情感の響き合いであることが明らかになる。そこで、この重要な心的現象の根拠について、いくらか考察を加えておきたい。そのことが心理療法の過程を理解する上で重要であると考えるからである。たとえば、木村（1990）は、精神医学的治療が徹底的に対人関係の場で営まれると述べ、「超越論的自他関係の障害」にまでさかのぼって直接有効な影響を及ぼすのは、治療者と患者の間のたいていは長期間の人間的な交わりであり、それが精神科治療の根本であるという。もしそうだとすると、心理療法の過程で生じる治療者と被治療者の関係の問題を考察せざるをえない。この問題は、考察する主体の立場によって、共感性あるいは共同主観性あるいは間主観性などと呼ばれるのであるが、いずれにしても治療者と被治療者の間で生じる心的現象に関するものである。そして、わわれわれの考察の探鉞は、木村（1990）のことばを借りれば、「萌芽的共同主観にまでさかのぼるならば、所記的他者と所記的自己とは同じ一つの場所に立っている」、その場所の解明へと向けられるのである。

すでに触れたように、共感性が治療上きわめて重要な要素であることは明かなのであるが、精神分析学者Freudは、この點をあまり重視しなかった。分析家は鏡であらねばならないと彼は説いたのである(Freud, 1912b)。もちろんこの點に関して、精神分析学の内部でも近年批判がおこなわれ、共感性の重要性が指摘されている(Orange et al., 1997)。Balint（1968）は、Freudが治療者を鏡に譬えたのはFreudの治療対象となった患者には言語水準の治療が可能であって、共感性が問題にならなかったからであるという。しかし、言語水準にある治療であっても、共感性は重要である。Kohut（1984）は、共感を重視し、「精神分析の場を定義する働きである」と述べた。彼の共感はわれわれの考えているものと少し違って、治療的共感とでもいうべきものであろう。彼のことばを直接引用すると、「ある人が客観的な観察者の立場を保持しながら、同時にもう一人の人の内的人生を経験すること（p.243）」が、彼のいう共感なのである。これはSullivan（1953）が「関与しつつ観察者であること」とした治療的態度を思い起こさせる。いずれにしても、Kohutは治療場面での共感の重要性を指摘した點で、従来の精神分析学の呪縛から脱しているといえる。Freudがこの問題の重要性に気附かなかったのは、時代による制約もあったかと思われる。間主観性あるいは共同主観性に関しては、ほとんど當時注目されなかったのである。

この人と人の間に作用している共感の問題の重要性に気附いたのは、多分Husserlが最初であるといっていいであろう。彼の認識論的方法は、意識に現象学的還元を施すことであるが、そのような操作によって得られた純粋直観を強調すると、その時意識が個体内部に陥入してしまうことに、彼は気附いたはずである。Husserlは、感覚や判断などあらゆる意識活動をまず判断停止の状態におき、そのような状態で活動可能な意識を純粋意識とし、そこにすべての意識活動の根拠を求めようとした。するとその意識は、あらゆる前提を排除した状態での活動であるから、外部との相互関係はその時點で断たれていることになる。つまりHusserlの考えでは、ある個体の意識は別の個体の意識とは別個に、そして独自に存立可能であると想定されている。そうなると、ある個体の意識は、別の意識をどのように理解可能かといった難問が出現する。さらに意識が認識していることを、別の意識が同じであると認めることが可能であるのはどのようなことであろうか、という問題が生じる。Husserlの考えた意識は、他からの影響を被らないで純粋にそれ独自で存立している意識であり、すべての認識の根拠はこの純粋意識にあるとされているからである。たとえば、ある人が手に痛みを感じているとして、別の人はその痛みをどのようにして理解可能であるのか。その人は自らの内部で働く純粋直感で、自分の痛みを感じることは可能であるかもしれない。しかし、この人は、他人の痛みを直接体験していない。その場合に、この人はどのようにして他人の痛みを理解可能であるのか。この問題はHusserlの純粋意識がぶち當たらざるをえない難問である。Kantのように先験的カテゴリーを認めるならば、各個体の保有するそれぞれのカテゴリーの同一性を想定する限り、他者の意識体験の理解への道は開かれるであろう。だが、そのような想定をしないとすれば、他者理解はどうして可能なのであろうか。この問題を解決するために、Husserlは純粋自我と他者を結びつけるための新たな意識活動を導入せざるをえなかった。彼が純粋意識に加えて導入した概念は感情移入である。Husserl（1931）は「デカルト的省察」において、感情移入を他者理解の主要な方法として論じているが、この考え方はその後も変わることがなかった（坂本, 1992）。なぜ他者の感情を理解できるのかと問うて、Husserlは感情移入の能力があるからというのである。しかし、この考えは奇妙である。感情移入とは確かに志向性の一つの傾向であるにしても、それが直ちに他者の理解に結びつかないからである。感情移入ができるためには、その前に相手の感情が理解されていなければならない。純粋直観から直ちに感情移入は導き出されはしない。この點からだけでも、Husserl の感情移入という概念が、根源的でないのはよくわかる。

現象学の哲学者であり、Husserl の学説を引き継いだ Merleau-Ponty（1945）は、このアポリアを前にして、身体を媒介にした他者理解の仕方を論じている。彼のことばによると、「私の身体は他者の身体のうちに己自身の意図の奇跡的な延長のようなもの、つまり世界を扱う馴染みの仕方を見出す (p.218)」のであり、彼の理論では、このことが他者理解を可能にすると考えられている。Merleau-Ponty のことばは、多分に譬喩的であったり、暗示的であったりするので、時にわれわれの理解が行き届かないことがある。しかし、ここで誤解を恐れず彼の他者理解の論理構成を要約しておきたい。まず、われわれは身体であるという命題がある。これには間違いがない。身体を抜きにわれわれは存在しえないし、すでに何度も触れたように、意識や精神は脳を含めた身体の働きの一つの現象にすぎないからである。ところで、われわれの身体は互いに同じ構造を持っているように思える。同じ構造であるなら同じような認識様式になっているであろうから、他者の身体を知覚するのも自分の身体を知覚するようなものである。Merleau-Ponty のことばを引用すれば、われわれは「他者の身体のうちに己の身体の意図の奇跡的な延長のようなもの」を見出す。われわれは同じ身体構造すなわち身体図式を共有しているのであり、この身体図式を媒介として、私の主観は他者の主観と結びつく。そうすると、この身体図式は個々の主観を超えて互いに直接的に対応し合うことになる。つまり超越的である。彼のことばによると、「超越論的主観とは、開示されたつまり自己自身にも他者にも開示された主観性であり、その限りにおいて相互主観的」なのである。そして、意識の介入の以前にわれわれが社会的であることが説明される。

Merleau-Ponty は、身体的相似と身体に組込まれているはずである身体図式の同一性を前提として、超越的主観すなわち共同主観の存立可能性を模索した。この共同主観の構築の仕方は、意識の發生以前にわれわれが社会的な存在であることを認めているので、その意味で根源的であるといえるかもしれない。しかし、われわれには身体図式とは何かが不明瞭である點が気になる。しかも彼がまず自己が存在して他者が存在するという認識の構造を前提にして論を組み立てている點も、われわれには納得できない。この考えに立てば、相互主観が成立する以前に自己と他者がすでに存在しているのである。「私は私の身体を通して他者を了解する」という彼のことばは、このことを示している。であるとするならば、いくら超越論的主観は相互主観性であるといいながらも、自己の存在が先行しており、その意味で相互主観も、認知の面から見れば結局自己認知となるのであり、もしそうなら自己の成立がまず根拠附けられねばならない。そして、自己の存在をまず前提にする限り、このような認識論は独我論の魔の手から逃れがたい。さらに、Merleau-Ponty は身体図式が同じだから超越的主観が成り立つというが、視覚によって把握した他者と自己の身体が類似しているからといって、自己と他者の持つ身体図式が同じであることは保證されるとはいいがたい。つまり、身体的類似と身体図式の同一性はまったく別次元の問題であり、身体図式は結局ある主体の認識様式としてしか存在しないからである。私は他者の身体全体を見ることが可能であるとしても、自己の身体に関しては一部しか見ることができない。顔面や背中は決して直接見ることができない。身体図式は共同主観と関連しているのであるが、その関連性は身体の類似性に関連するのではない。

間主観性あるいは共同主観性の根拠を問わないで、他者理解の問題を解消させる方法はありそうである。たとえばWittgenstein（1953）のように、われわれは他者の痛みなど本當は理解していなくて、理解しているかにみえるのは言語ゲームに参加しているからであるというように。しかし、この説明はわれわれを充分に納得させない。少なくともわれわれは日常生活で共感性が生起していることを実感しているからである。「惻隠の心」の典拠として、孟子（小林, 1968）を引用するまでもないであろう。「孟子」の公孫丑章句上の六に「人皆人に忍びざるの心有り」「孺子の将に井に墜ちんとするを見れば、皆怵惕惻隠の心有り」という語句がある。人にはもともと同情心があり、また苦境にある者を見ればとっさに助けようとする心があるというのである。孟子は性善説を唱えたが、人の性が善であるのは惻隠の心を、つまりもっとも基本とする共感性を、人が有しているからであると彼は説くのである。これが彼にとっての倫理の基であった。人は生まれながらにして人に対して同情する心を有する。このような心が生まれながらあるのであれば、われわれには自己と他者が存在するようになる前に、すでに同情心は存在しているのではないか。孟子によって二千年も前から考えられてきた共感性の問題は、現在どのように考えられているのであろうか。

廣松（1972）はわれわれの認識がそもそも他者とのかかわりを抜きにして成り立たないと考察し、われわれは協働的に存在し、本源的に共同主観的なのであるという。この考えはHusserlやMerleau-Pontyのように、まず主観がありその後に感情移入や身体図式を媒介にして他者理解に至るとする考えとは違っている。共同主観が本源的であるとは、共同主観がアプリオリにあるという意味である。このように考えられる根拠として、廣松は、われわれが他者の考えていることを「以心伝心的に」あるいは「感情移入的に」わかるという事実を挙げる。そして、感情移入的にわかるのは、自己意識が他者の意識を辿れるからであるという。しかも、この共同主観性は歴史的にアプリオリに形成されるのであるという。この廣松の見解は、われわれの日常の体験と掛離れてはおらず、そのまま素直に了解できそうである。だがよく検討してみると、この説も論理的に矛盾しているといわざるをえない。しかも、現実にみられる事実にも反する。自己意識が他者の意識を辿れることは、それ自体すでに共同主観的であり、この事実が共同主観の根拠とはなりえない。感情移入性は共同主観性と同じことであり、まったく同じものの一方が他方の根拠とはなりえない。だからこの説には論理的な矛盾がある。また共同主観性が歴史的にアプリオリに形成されると彼はいうが、歴史を持たない霊長類や生まれてすぐの乳幼児でも、感情移入が可能であるという事実がある（たとえば、Premack & Wodruff, 1978; 池上, 1999 を参照）。これらの事実をも、廣松は歴史的にアプリオリと言っているのであろうか。もしこれらを歴史的にアプリオリであるというのだとすると、この場合廣松のいう歴史的とは進化論的というのと同じ意味なのであろうか。多分廣松は意識や認識を進化論的視點で考えてはいないのではないか。ただここで重要なのは、廣松の理論の批判ではなく、彼が本源的であるとした感情移入の根拠をさらに問うことである。

　發達心理学者増山（1991）もまた、共同主観の重要性を強調し、われわれの言語や知覚さえも共同主観の下で成立するのであるという。彼女は、「無意識のうちに対話する身体レベルにおいて定位するこうした感情的、表情的な状況への指向性こそが、対話の形成を可能にする根源的基盤である（p.101）」とし、感情や表情を優先的に認知しようとする傾向を共同主観の根拠に置いた。そして、「大人と赤ん坊との互いの身体的動きを『表情』として交流しあう『間身体性の場』こそ私たちが積極的に『情動の場』と呼ぶ身体的自我の發生の場にほかならない

(p.104)」という。増山の見解では、われわれには感情や表情への志向性があり、それが身体の動きを媒介として、「間身体性の場」が形成され、それを経由してまず身体的自我が形成されるというのである。増山のこの考えは、二つの身体の間でまず共鳴があり、その後に自我が形成されるとしている點で、今までの論者とは違った位置にある。そしてこの観點は貴重である。しかし、彼女は多分「共同主観的」に獲得される認知領域とそうでない領域を混同しているかあるいは区別せずに考えているため、われわれは彼女の説をすべて受け入れるのには躊躇させられる。たとえば「知覚はこうした『身体融合』が成立しているとき始めて動機附けられる体制にあるといえる(p.240)」という命題は、言語の領域に関してある程度そういえるであろうが、知覚全般では成立しない。さらに理論そのものでなく、それの表現の問題になるのであるが、大人と赤ん坊の間に「間身体性の場」は、増山が考えるように空間にホロスコープのように存在しているのではない。そのようなものは主体の外部には存在しない。身体的動きや情動を感じている主体が、すでに赤ん坊として存在しているからこそ、そのような体験が生じるのである。間身体性と名附けてよい状態があるとすれば、それらはやはり大人や赤ん坊の外部にはなく、内部にあるに違いない。間主観性を体験するのも脳の働きであるからである。

増山と同じような立場から、鯨岡(1999)もまた、子どもは間主観的に發達するのであるという。彼の間主観性とは、たとえば次のようなものである。

他者の主観的なものが直接的にこちらへと押し寄せ、そのように感じ取らされたというように、まさに我が身が共鳴して完成的に感じ取らされたものと意識され、その限りで動かしようのない一つの事実として受け止められる（p.129）。

この事態を、彼は「間主観的な情動感得」というようである。「母親が感じたことは子どもの動きに基づけられたものであるから、それは間主観的に感じられたことである」と記されているように、身体を媒介にした情動の感受あるいは伝達の事態を指して、間主観性といっているようである。さらに、彼はこのような相互作用を通して母親と子どもとのやり取りは、共存的関係へと自然に移行するのであるという。

Merleau-Pontyをはじめとして、これらの論者は、身体的共鳴や情動の伝達の事実を根拠にして、子どもは言語を話す以前から共同主観的であるという。彼らの指摘はまさしく事実である。子どもは母親と言語を話す以前から相互交流をおこなっているし、それは身体や情動を媒介にしてである。だが、これらの理論は、すでに述べたように、いずれも個体がまず存在するところから出發する。さらに増山や鯨岡の理論は、身体の共鳴を媒介として、言語だけでなく感情の認知や知覚様式までもが母子の協働活動（情動の場、母子相互の成り込み）によって成立するという。しかし、われわれが現在手にしている發達心理学のデータはそのような風にはなっていない。子どもは生まれてすぐに外界の対象を認知しているし、母親の情動を認知している。もちろん母親との交流が子どもの情動の發達に影響を与えるのであるが、その交渉そのものが子どもの認知を成立させるのではない。個体の成立をまず前提にして、その後に間主観性や共感性の成立を説明しようとするには無理がある。この無理をしゃにむに通り越そうとすると、たとえばHusserlのような「超越」を試みねばならなくなる。だから個体がまず存在するとする考えを放棄することが、唯一共同主観性のアポリアを乗り越える手段なのである。個体發達的にも系統発生的にも、個体は共同性の成立の後から出現するのである。もっというと、生物はそもそもが共同的なのである。

木村（1990）は私の前に現れる他者には二つの層あるいは面があるという。一つは私にとって客観的に与えられた他者であり、外界のその他の事物と同様のものである。それは木村のことばによると、「私自身の持續の流れにとってのその都度の現象＝いまとして構成される他者」である。もう一つは、

私が共通の場所としてのあいだを投げ入れることによってはじめて感じとることになる他者の内面、すなわち他者の場所において私自身の存在の根拠と分かち難い仕方で同時に成立する内的能産的差異としてのあいだ＝いま（p.25）

である。木村の「あいだを投げ入れる」という概念は難解であるが、他者を理解するに際して、自己の体験と他者の体験が共鳴するような事態に自己を没入させることをいうのであろうか。「他者の場所で私自身の存在の根拠と分かち難い仕方で同時に成立する」他者とは、多分われわれがここまで考えてきた共感性を通して体感した他者ではないだろうか。他者は事物と同じような客観的に捉えられるものではなく、木村のいう「あいだを投げ入れる」ことによって覚知される存在であることは間違いない。「内的能産的差異」とは、共感的に体感した他者と自己の間にどうしても解消できない存在としての差異のことであろう。共感的であっても自己と他者には決定的な差異がある。どこかで他者は理解の外に出る。木村のこの他者理解は、増山や鯨岡の他者理解のように単層

的でなく、われわれにはよく納得できる。しかし、この木村の他者観においても、やはり他者は自己が前提になって成立すると考えられている。「私があいだを投げ入れるから他者が成立している」とするこのような考えは、コギトを第一の認識要因として措定してきた近代ヨーロッパに生まれた認識論にすぎない。われわれはこのような他者観を近代ヨーロッパの産物、しかも誤った残渣物として、排斥したい。

少し發達心理学の蓄積してきた事実を概観してみよう。新生児は生後一二日から二一日にして、早くも母親の表情や動作を模倣できるとする證拠がある（Meltzoff & Moore, 1977）。さらに、生後三六時間で、子どもは幸せや悲しみや驚きを示す表情を識別し、模倣できるという（Field et al., 1982）。あるいは視線を追う行為も含めて乳児は生まれてすぐにも人に対する社会的選好を示し、人の顔の動きを真似する（池上, 1999）。乳児は生後数ヶ月で物を識別しているし、四ヶ月から五ヶ月の間に部分的に隠れている物を同じものとして認知できる(Spelke, 1990)し、十ヶ月までに物の恒常性を認知している。つまり、生得的な領域特異的認知をおこなっているのである(Carey & Spelke, 1994)。すなわち乳児はすでに人に対するときとそうでないときに違った反応を示す。またことばに対しても、乳児はすでに生後四日から反応しているという(Karmiloff-Smith, 1992)。これは當然のことであり、動物の仔でも、生後すぐに親と他の個体とを区別しているし、親の情動も含めた行動に適切に反応している。動物の仔と同様に、人間の子どもにもそのような能力がなくては、生存できないであろう。

これらのデータは、子どもは生まれてすぐに物と人間を区別しているだけでなく、感情の区別や模倣もおこなえることを示している。言語についてさえ、話されたことばと単なる音とを区別しているという意味で、子どもが言語を認知していことを示す事実がある。これらのデータに拠る限り、子どもの持つ感情の識別や模倣の能力は何らかの根源を媒介として發達するのではないといえる。今手にすることのできる發達心理学のデータは、子どもの感情の認知がアプリオリに存在していることを示している。Goldman（1995）は、共感性がまずあり、それこそが他人の心を理解する基礎であると主張する。彼の説明によると、子どもが他者理解に至るには、まず他者の状態を認知することから始まる。この認知は身体的状態の認知であり、まだ感情などの他者の内的状態の認知ではない。次に子どもはその状態を真似る。模倣は生後すぐから可能であることは、上に触れたように事実として認められている。この模倣が子どもの内部にある種の感情状態を造り出すメカニズムを作動させる。そして、子どもはその状態を把握し、他者の内的状態を理解するようになる。このようにして、子どもが母親の表情や動作の模倣によって感情を模倣できることが、その理解を可能とする条件であるというのである。この理解とは知的理解ではない。同じ身体の活動様式の体験である。子どもは阻止されない限り、母親の感情状態に共鳴するような存在なのである。Merleau-Ponty の身体図式は、今までの考察によると、感情の共鳴がまずあってはじめて成り立つのであるように思える。

子どもは生まれたときから環境と一体であるし、また養育者と一体であるように組み込まれているのである。Lorenz の見出したインプリンティングがしばしば母親への愛着の獲得説の根拠とされる。だがこの現象で重要であるのは、仔どもが人であれものであれ、それを母親と見なして後を追う行動なのであって、母親でないものを母親として代用するという現象なのではない。動物は生まれてすぐに母親を認知することが可能なのであり、母親がいないと他のもので代用するのであり、代用物に母親の機能を負託するのである。

Stern（1985）は、發達心理学の成果を踏まえ、乳児が生後すぐから母親と社交的ふれ合いをおこなっているとし、その基本には自己感があるという。そして、間情動性や情動律動といった状態を指摘している。しかし、彼はそれらが九ヶ月頃の乳児に見られるとした。つまり、一歳以前には子どもはすでに「間主観的交流」を母親とおこなうと指摘しているのである。さらに彼は「律動は感情共鳴の体験を自動的に他の表現型へと変換し、必ずしも共感的認識や共感的対応へと進行しません」と述べ、感情共鳴を間主観性の特殊な一型としている。だが、この事態はわれわれがすでにみたように、彼が指摘するよりももっと早くから生じているのである。彼の理論は自己の發達が生得的であると共に、母親との交流が重要であることを指摘しているのであるが、ここでも言語の獲得の問題と同じ問題が横たわっている。他者の心の存在を認知するのは経験によってであるのか、それとも生得的に備わった能力がある機会を得れば發揮されるようになるのかという問題である。言語に関しては生得的であることが知られている（Pinker, 1994）。しかし、Stern は他者感に対しては、自己感の形成に相補的に出現すると述べるだけである。多分他者感の成立に関しては、われわれがみてきたように、事態は Stern の考えと逆であるように思われる。

生得的であるのか後得的であるのかという議論はそれほど重要でもないのかもしれないが、それでも意味がないこともない。他者感は環境とのかかわりで彫像されていくとはいえ、すでに生得的に備っているというしかないからである。たとえば鳥が歌うようになるのは生得的な要素と環境が影響するという（小西, 1994）。どんな小鳥でも先天的に歌う能力を持ってはいるが、仲間のように歌うようになるためには、若鳥は成鳥から歌い方を習わなければならない。これは發達が環境との相互作用で成し遂げられることを示す例であるが、一方で歌う能力が生得的であることを示している。だから問題はどのような能力が生得的であり、そしてそれが正常に發育するにはどのような環境なのかを特定することである。

少し前に取り上げたDamasio（1999）の中核意識やSiegel（1999）の明記されない記憶という概念は、意識あるいは自己意識が生じる前に環界に対する無自覚的意識や行動があり、それらは大脳皮質よりも下位の領域つまり辺縁系に位置する領域で受け持たれている機能であるという考えを基礎に置いている。情動はまさしくこれら辺縁系にその活動の座を持ち（Siegel, 1999）、情動の認知には扁桃体が関与するといわれている（Adolphs et al., 2000; Bachevalier, 2000）。言語成立以前にこれらの脳の領域の活動が、共感性の基礎にあり、子どもは生まれたときから、共同主観的存在なのである。つまり自己と他者の関係は今まで考えられてきた假説とは逆方向の関係なのだ。まず他とのコミュニケーションがあって、その後に自己とのコミュニケーションが成立することをDennette（1991）も示唆する。自己が存在してしまった後から世界を見ると、自己の存在を基盤にして諸々の心的現象を説明したくなるであろうが、まず全体があり個体は全体から分離して成立すると考えれば、まず共同性が先であるとする考えは自然なはずである。全体と個体との関係は全体の活動に個体が共鳴することで成り立つ。すると共感性の基本は言語や思考の成立する以前の身体の活動なのであり、具体的にいうと情動であり、身体的共鳴であるに違いない。

それでは、發達過程はどのような役割を持つのであろうか。Karmiloff-Smith（1992）は再構成の過程があるという。鯨岡（1999）も同じように述べている。同じ要素であっても他の要素が加わると全体の中で占める役割や機能や働きが変化することがある。それを再構成という概念で捉えるとするならば、發達において再構成が可能であるということこそ重要なのである。たとえばことばの意味や使用は、記号論が明らかにしているように、固定されているのではなく任意であり、要素間の差異のみが重要であるとすると、ことばの意味は経験によって、つまりWittgensteinのいうように、使用されることにおいてのみ、形造られる。だからことばの意味は共同体の存在を前提にする。だが、注意しておかねばならないのは、この問題と、個体が意味をどのように理解するか、つまりことばという表象がどのようにわれわれの脳の内部で処理されるかは、違ったレベルにある點である。この點を見誤ると増山や鯨岡のように、ことばや認識が間主観的に發達すると結論附けることになってしまう。個体内部での処理のされ方が、共同主観的に遂行されるのではないのである。子どもがことばを理解し、使用可能となるためには、なによりもことばが単なる音でなく意味を持ったものであることを知っていなければならず、さらに、發音の仕方や音声の記憶が不可缺である。發達とはこのような各要素を組織化して新たな機能を実行できるようになることなのである。子どもは發達するにつれて、それまで獲得していた知識やスキルを新しく再構成しつつ、すでにあるもので新たな機能を造り出しているのである。子どもは、自ら絶えずことばに新たな意味を付与しているといえる。当然その背後には脳の再組織化の過程がある。Karmiloff-Smithのことばを引用すると、「人間の認知における表象の書きかえのこの浸透性こそ人間の認知を人間の種に独特のものにしている」(p.231)。だから發達には、子どもが共同体の中に生まれそこで成長するという側面がある一方で、共同体は子どもが新たな意味を付与することによって、維持されるともいえる。ここに、個体がなければ共同体がありえず、共同体がなければ個体が生まれないという個体と共同体の分かち難い結びつきがある。

精神分析学の領域においても、最近間主観的な見方の重要性を説く人たちがいる（岡野, 1999）。彼らによると、精神分析学は「孤立して心的装置の内部で生じる出来事に焦點を當てる精神内界の科学ではなく、観察者と被観察者のそれぞれ組織化された主観的世界の間の相互作用に焦點を當てた間主観性の科学」であるという（Atwood & Stolorow, 1984）。さらにOrangeら（1997）は、人間は本質的に関係的であるとし、間主観的な見方からすると精神分析学は「治療を受けに来る理由となった苦悩を引き起こすような何かが、その患者に、いかなる関係性ないしは隔離の体験のコンテクストにおいて起こったかを尋ねるだけで」なく、「コンテクスト理論家としてのわれわれは、その分析家・患者ペアにとってどんな方策がヒーリング（治癒）のために利用可能なのかも問わなくてはならない（p.34）」と主張する。これは心理療法としては當然の考えであり、評價に値する。このような考え方は精神分析学の中では斬新であるし、また最近の心理学の動向を採り入れて行こうとする動きでもあるからである。だが、この理論をそのまま推し進めれば、精神分析学は解体するしかない。精神分析学とはどこまでも個体内部の「無意識過程」を意識に昇らせる心理療法であり、決して「間主観性の科学」ではなかったからである。たとえば、治療過程における間主観性の側面である転移現象でさえ、内的対象との関係といった自己の内部の心理的力動に置き換えられて解釈されるからである。だから、精神分析学が間主観的な科学であるとすると、Freudの学説はすべて書き換えられなければならない。エディプス・コンプレックスは當然父親と母親の間および父親や母親と子どもの関係の中での子どもの行動として考えられなければならないし、ヒステリーは患者の内部のリビドーの動きではなく、患者の現実の対人関係の具体的様式の一つの表現と考えなければならない。

精神分析学の内部でAtwoodらのような主張がおこなわれるようになったことは評價できるにしても、このような動きが出現したのが極最近のことであるのに対しては、幾分驚きを禁じえない。われわれはこのような動きが遅すぎるとの印象を持つ。しかも、Atwoodら（1984）の依拠する理論は、現象学的哲学であるらしく、そうなら、彼らの理論は發生時點ですでに古いと判断せざるをえない。

われわれは共感性をもって生まれてくる。われわれは生まれつき他者と一体となった存在なのであり、必要であるなら本来のものでない他のものを代用してでも母なる他者を造り出す。これは個体と物理的環境が相即であるのと同様に、個体は他の個体群という対人的環境とも相即であることを示している。他の個体の身体的な動きや情動の表出あるいは信号の發信に即時に呼応して、身体が動き情動が表出する。あるいは信号を發信する。ここには事態を客観的にして分析的に見る主体は存在しない。このような観察する自己が出現するのは言語の發生以後である。言語によって世界は分節化され、物だけでなく動きや感情も同定され固定される。そして、自己の内面に形成された表象による世界は、記号として操作可能になる。この意識が Damasio のいう拡張された意識なのであるが、この意識はあくまでも中核意識の支えなくして成立しない。

心理療法過程では、このような個体の言語以前のレベル、つまりは共同体存在のレベルにまで遡及する必要が生じる場合がある。むしろある治療関係が成立するためには、このレベルでの治療者と被治療者の相互作用が不可欠であるともいえるであろう。Balint (1968) がエディプス水準以前に基底缺陥水準の存在することを指摘したのは正當であった。この水準こそ共感性がもっとも活溌に發揮されるからである。言語以前の状態、中核的意識や明示的でない記憶のレベルでの相互交流こそが、われわれ個人にとって必要な時がある。この場合ことばの領域を離れ、身体を共鳴させ、そこに生起する感情に気附くことが、治療的共感性の基礎なのである。そしてそのことがまた、治療そのものでもありうる。絵画やサイコドラマや身体運動が、感情の放出という作用以外に、二人の関係としての心理療法で治療的であるのは、個体はそもそも共同的であるというこの點に根拠があるのである。

(三) 信頼感

われわれは治療開始時や治療過程で、治療関係を造り上げ維持するためには、共感性が重要であることを述べ、共感性の根拠がわれわれに固有に備っている間主観性にあることを、最近の發達心理学的知見を参照しつつ論じた。しかし、治療関係で出現する心の相はこれに尽きるものではない。治療関係を積極的なものとし、さらに治療を促進させると思える心の相の一つに信頼感がある。信頼感も前節で考察を加えた共感性も、心理療法の場で、二人の人の間で体験される心的現象である。ところで、心理療法において「共感性」は治療場面での相互作用の過程でもっぱら治療者の側に焦點が當てられていた際の心の相を表現することばであるのに対して、信頼感は被治療者に注目した際の心の相を表すことばとして使用される傾向にある。しかし、これらは治療者と被治療者のいずれの側にも生じる心的現象であり、たとえば共感性が被治療者の側で機能しなければ治療者から何事も得られないであろうし、信頼感が治療者の側になければ、治療者の治療的対応は極めて限局されたものになるであろう。だから、共感性も信頼感もあくまでも治療者と被治療者の双方に生起する心の相なのであるが、信頼感は治療過程で見れば、被治療者の治療者に向けられる志向性としての側面が強調されることになる。被治療者が治療者に信頼感を持たなければ治療は進展しないからである。

ところで、Freud（1913）は精神分析を開始するにあたって、「分析は信頼を必要としない、好きなだけ批判的であってもよい」といい放った。この發言は、治療者は鏡のようであらねばならないと主張した、彼の治療態度とよく呼応している。精神分析学による治療が、主として自由連想と解釈から成り立っているとすると、治療者を信頼しているかどうかにかかわりなく、被治療者が自由連想による思考の断片を何の配慮も加えず表出し、その表出されたものに治療者が的確に解釈をおこなっているという治療場面を想定する限り、そこには治療者と被治療者の間の関係の質を問う必要はなくなるであろう。治療者と被治療者の間に被治療者の産出したことばがあり、それを治療者が加工しているといった像が描ける。しかも、その加工は精神分析学の教義に則っておこなわれるのであるから、公式的に遂行される。すると、そこでは被治療者や治療者の主体は消え、被治療者と治療者の間に、つまり治療空間に、提出されたことばやイメージのみが漂うことになる。そこには信頼といった心的相互関係の入り込む隙間はないように思える。しかし、彼の後継者たちはそのようには考えなかった。精神分析治療においても、治療同盟とか援助同盟ということば、あるいはラポートということばが使用されている。もっとも、分析家の中には、治療同盟や作業同盟といった概念は必要なく、それらの現象も単に転移の一局面にすぎず、抵抗の現れにすぎず、転移性の反応の性質と起源を正確に理解することが大切である（Brenner, 1979）という人もいる。これは Freud の立場をもっとも忠実に遵守した意見であろう。そして、精神分析学に依拠する限り、この意見が正統であるように思える。

だが、精神分析療法がその過程で感情転移を引き起こし、しかもそれを抵抗克服のために積極的に活用しようとする治療法である限りは、分析医への被分析者の陽性感情の惹起は必要である（Freud, 1913）と考えられていた。この面を正視すると、どうしても被治療者と治療者の相互の関係が治療上重要との認識に至るはずである。だから Freud の先に引用したことばは誤謬なのである。感情はそもそも共感という側面を持っているのであり、ある感情の生起は他の感情を誘發する。當然分析医にも被分析者に対してある種の感情は生じる。

精神分析の治療過程で生じる「退行」に理論的基盤を与えたBalint（1952）は、転移に触れつつ、分析過程で生じてくる感情が分析者にも被分析者にも沸き起こることを述べた後で、「分析家が、柔軟な受動性を保って二人の間に生まれつつある人間関係に自分の側から何も持ち込まないだけの力量があれば」、被分析者の「転移の効果を明るみに出し、それを一つ一つ細部にわたってたどることができるのである」という。これらを見ると、彼らのいう陽性感情は、なるほど治療者に向けられた被治療者の感情であり、治療上好ましいという點で、信頼感と同じであるが、転移の心的構造と機能は、われわれの考える信頼感といささか異っているように思える。彼らのいう陽性感情はさまざまな要素を含んでおり、媒介されたものなのであり、信頼感はもっと根源的で直接的なものと考えるからである。

Rogers C.R.（1942）は治療関係の基本的側面を四つ挙げ、その第一に治療者の側の温かみと反応の良さを置いた。岡野（1999）によると、アメリカの精神分析学界では次第に支持的傾向が広まっているとのことであるが、もしそれが事実なら、ようやくにして精神分析学界で転移以外の治療者と被治療者の関係が問題になるようになったのであろう。すでに触れた精神分析の治療過程での間主観性を強調するOrangeら（1997）は、分析的中立という概念が誇大的防衛的錯覚であり、それに替わる治療者の態度は共感的で内省探求的であるべきであると述べている。

Luborsky（1984）は、精神分析的精神療法のマニュアルのなかで、治癒促進因子として自己理解と援助同盟と治療終結の意味への注目を挙げ、治療のごく最初から、そして治療の間中も、よい協力関係を確立することが第一に重要であると述べ、充分な信頼とラポートが獲得されねばならないという。そして、援助同盟の發展のために必要な治療者の態度として、次の七つの項目を挙げている。

一、目標を達成したいという患者の願望に、ことばと態度で支持を伝える。
二、患者が理解され受け入れられているという感覚を伝える。
三、患者に対する好感を發展させる。
四、患者機能レベルを支えるような重大な防衛や活動を維持するように援助する。
五、治療目標を達成できそうであることに現実的な希望をもつ態度を伝える。
六、適當な機会をとらえて、患者が治療目標にむかって前進したことを認める。
七、ある患者たちに、機会をえらんで自分自身の表出をうながす。

かくして心理療法における信頼感は、Freud の主張と違って、治療要因として必要なものであることがわかる。ここで二つの事柄が問題となる。一つは信頼感とはどのような心的構造をもっているかということである。もう一つは治療場面で信頼感を發生させ、維持するにはどのようにすべきであるかということである。

Rogers C.R.（1951）は、心理療法を受ける過程で治療者を換え、二番目の治療者の下で治療を終えたある被治療者に、なぜそのようにしたのかと質問している。それに対して被治療者は、技法は同じであったが、二番目の治療者が自分に興味をもってくれていると思ったからであると答えた。そこで Rogers は、治療の初期には温かさとクライエントへの興味とクライエントへの理解が治療者の態度として必要であるという。クライエントはこの態度によって治療者に受け入れられているという感覚を持ち、治療過程での一貫性と安全性を感じるのである。Rogersの挙げた治療者の態度は、母親の乳児に対する態度を思い起こさせる。実際Kohut（1984）は、文化的理想を称賛することによって感じる高揚感が、母親によって抱き上げられた体験に基づくものであると述べている。抱き上げられることによって母親の偉大さや静謐や安全さに融合することを許されるという高揚感を、子どもは感じるというのである。安全さや静謐を子どもが感じるのは、まず母親との関係においてであるらしい。すると、信頼感の起源も乳幼児期の母子関係にあるのかもしれない。母子関係の中で重要なものとして、安全保障感を強調したのはSullivan（1953）であった。彼は母親のもつ不安が子どもの精神的發達に悪影響を及ぼし、ひいては後のものの見方にまで影響を及ぼすとし、この不安を免れるためには対人的安全保障感がなければならないとした。また、精神的發達の中核部分に基本的信頼感を置いたのはErikson（1959）であった。彼の人格發達理論では、この基本的信頼感が形成されないと、後に人格の障害をきたすと考えられている。

母子の心的関係としての愛着に注目し、子どもの精神的發達におよぼす愛着の重要性を指摘したのはBowlby（1969）であった。彼は愛着行動を「他者を求めて接近する行動」と定義したが、これはいささか動物行動学的な定義でありすぎる。もう少し子どもの行動に即していえば、愛着は「疲労や病気や脅威やストレスなど子どもの生存を脅かす状況で、子どもが養育者に向けて起こす行動、たとえば泣いたり養育者の方を向いたり接近を求めるなどの行動」(Carlson, 1998)と定義できる。子どもの愛着の中核は情動的体験の調節機能にある(Carlson, 1998)。Carlson（1998）は、後方視的調査をおこない、子どもの示す愛着の形成不全は養育者の養育態度と関連しているが、妊娠中や出生時の合併症や三十ヶ月時の子どもの気質とは関連していないことを見出した。さらに、この愛着の形成不全は、後の児童期や青年期の精神病理、とりわけ解離症状と関連していたと述べている。

子どもは日常生活で、しばしば苦痛や不安や恐怖を感じる。それらは子どもの生存にとって脅威であるため、解消させねばならないのだが、子どもにはまだ自らそうするような力が身についていない。そこで他者の援助を得なければならない。そのときに起こす行動が、愛着行動である。この行動は、Bowlby（1969）が詳細に述べているように、動物に固有に備わった生得的行動である。そして、養育者の一貫して安定した安全を保障する反応が愛着を強化し、子どもの情動を安定させる。しかし、養育者が適切な対応を示さないと、愛着は形成されず、そしてそれが子どもの後の精神病理の發生と関連することを、われわれは Carlson の調査によって知っている。さらに Post ら（1998）によると、ラットでは乳児期の母子剥奪に起因するストレスは脳の深刻な生化学的および内分泌学的変化を齎す。Erikson のいう基本的信頼感とは、愛着の形成によって子どもの側に生じる感情なのであり、それが形成されないと脳の実質的障害を引き起こす可能性すらある重要な心の機能なのである。

このことを前提にすると、心理療法の場でみられる信頼感は、子どもが養育者に対して抱く感情と中核部では同じ形態の感情であると考えられる。Sullivan や Erikson の指摘した安全感や信頼感を被治療者が持てるためには、心理療法の場で治療者の採る態度が極めて重要であることがわかる。信頼感を生じさせることが重要なのであるが、そのためにはどのような要因が必要なのであろうか。Phelps ら（1998）は、不適切な養育によって育てられ、安全感を持てずに大人になった人が、治療によって安全感を持てるようになった場合、養育過程で安全感を持てた子ども時代を過ごした人と同じように、安定した養育態度で自らの子どもに接することができたのに対して、安全感を持てない人は、そのような養育態度を示さなかったという報告をおこなっている。そして、安全感を持てずに育った人がそれを獲得するためには、自らの児童期を一貫した見方で見られる視點を持てること、および情動的支援が得られることが必要であるという。別のいい方をすると、信頼感の持てる治療者の支援の下で、もう一度児童期を生きなおすことが重要なのである。

自己心理学者 Kohut（1984）は、自己愛パーソナリティの分析治療で転機を齎す要因を二つ挙げている。一つは、分析者が患者の批判によって自分に曝されている厳しい自己損傷にもかかわらず「共感的意志」の態度を維持することであり、もう一つは世界について患者の経験を分析者が理解することを通して、最終的に患者が自己対象転移の助けを借りて、基盤にある傷つきやすさの力動的かつ發生的原因を徐々に明かにできるよう、十分に自己を新たに組立てることであると述べている。この Kohut の見解は、彼独特の用語を除けば、先に触れた情動的支援と自分の過去に対する一貫した見通しが持てることが治療上重要であるとする Phelps らの指摘と同じである。また、精神分析的治療における退行の重要性を論じた Balint（1968）は、基底缺陥水準にある患者には良性の退行が必要であるとし、退行に直面した分析家は、「患者の愁訴、自責、鬱憤のすべてが現実であり真実であると誠実に受容し、患者の荒んだ鬱憤が悔恨に変化するまで時間的餘裕を十二分にとるべきである（p.238）」と述べている。

これらの記述から、共通する部分を取り出すと、被治療者の苦悩や鬱憤を治療者は誠実に受容すること、しかも時間を掛け急がないこと、治療者は被治療者の過去について一貫性のある視點を持てる基盤を提供することなどが列挙できる。つまり、情動的支援と知的展望の二つが必要なのである。そして、これらは Carlson の指摘した安全感を獲得するために必要な事柄であり、被治療者に信頼感を持たせる要因でもあるのだ。そして、これがまた、Luborsky（1984）のいう治療的促進因子なのであった。心理療法において、情動的支援と自己の体験に対する知的展望を持てるようにする支援が、信頼感を形成すると同時に治療的でもあるのだ。そして、この基盤には共感性のところで述べた言語水準以前の水準での被治療者と治療者の間での相互交流がおこなわれている必要があるのは自明であろう。心理療法のまず最初の目標は、このレベルでの治療関係の構築であり維持なのである。

㈣転移の現象とその治療的意味

多分Freudが精神分析によって治療する過程で見出したもっとも重要な治療関係の現象は、転移の現象であろう。われわれ（石坂, 1998）は、以前にFreudが定義した感情転移に二種類あることを指摘した。一つは治療者に向けられているかに見えるが、本當は過去に経験した他者に向けられるべき被治療者の感情であり、もう一つは治療過程にある被治療者が治療者に対して直接感じる感情である。しかし、彼はそれ以上に詳細に感情転移を論じなかった。われわれは前節で心理療法の根源に共感性や信頼感があり、それは個体が本来持っている間主観性に根拠を持つことを指摘した。その視點を踏えて、ここでは感情転移の生じる基盤とその治療的意味について、心の示す現象として改めて考察しよう。

転移の問題を考えるためには、どうしてもこの現象の治療的重要性を指摘したFreudから始めなければならない。彼は分析場面で分析医に対して被分析者がなんらかの感情を向けることがあることに気附いた。そしてそれを被分析者の満たされていないリビドーが分析医に向けられたものであると考えた（Freud, 1912a）。しかし、被分析者はそれを分析医に話せない。そこで、抵抗の要求と分析してほしいという要求の妥協の産物として、感情転移が生じると考えられたのである。しかし、この見解は、その後被分析者の幼児期のある人物に対する感情を分析医に向けることと考えられるようになった(たとえばFreud, 1940)。このFreudの転移の定義はその後も精神分析学の中で長く承認されつづけた。Racker（1968）によると、転移とは意識化することに抵抗するものであると同時に、意識化されないように抵抗されているものであり、それは幼児期状況で体験された不安と苦痛を意識化することを避けるためのものなのである。このRackerの転移に関する定義には、いろいろな要素が含まれすぎていて、この定義に従う限り、転移の概念の理解が困難になる。Balint（1952）はもっとあっさりと、転移とは本来向けるべき対象とは違ったもの（人でも物でも良い）に感情を向けることであるという。彼のこの定義によると、感情転移は精神分析といった治療場面でしばしばみられる現象であるにしても、その場面にのみ限局して現れるものではなく、人間に固有の、どのような場面でも生じる心的活動であるといえる。時にはナルシシズムのように自己自身に向くことさえ可能となる。すると、この心的活動とはどのようなものであり、その起源はどこにあるのか、さらに治療場面での意味はなにかが問題となる。

精神分析学派の人々の転移の定義はいろいろであるらしい。またそれが包含する内容もいろいろである。Freud（1912a）は當初、感情転移は治療に対する最も強力な抵抗となると主張した。そして感情転移を陽性のものと陰性のものに分け、さらに陽性の転移をやさしい親愛感情の感情転移と性愛感情の感情転移に分けた。このとき、Freud は転移に対する態度においても自らの学説に忠実で、分析医に対して向けられる陽性の感情転移も性愛的とならざるをえないから抵抗を引き起こすし、もとより敵対感情は抵抗の基になるから、感情転移はもっとも強力な抵抗となると説明したのである。ところがその後 Freud（1914; 1917）は、転移が抵抗となる側面を指摘しつつも、感情転移には神経症を感情転移神経症に置き換える作用があるとし、被分析者の精神生活の中に隠蔽されている病的本能を分析者の前に展開させてみせる任務を負わされた場が、感情転移であるという考えを示すようになる。そして「感情転移の強烈さを、抵抗克服のために活用するときにのみ、その治療法は精神分析療法の名に値する（Freud, 1913）」と述べ、転移が治療のために必要であると考えるようになった。だが、この転移に対する Freud の見解は矛盾している。一方では転移を除去すべきものとして考え、もう一方では分析を進めるために利用せねばならないものとしているからである（Friedman, 1969）。

Freud の感情転移の概念の変遷を辿りながら、「転移」には二種類あると主張する Racker（1968）の説はすでに触れた。この考えは Freud 学派の伝統をそのまま引き継いでいる。Zetzel (1956) の意味する転移の内容は Racker のものと少し違っている。彼は転移には、乳幼児期の対象関係の反復という側面と治療同盟あるいは抵抗の表れとしての転移神経症という側面の二つがあると論じている。そして、転移状況で早期の葛藤を反復し克服することが分析の結果を左右するという。Zetzel の転移についての見解のうち、前者は対象関係論的であり、後者は古典的な分析理論に依拠したものである。その意味でこの考えは折衷的である。乳幼児期の対象関係の反復が葛藤に関連するものであるなら、その場合の転移は陰性転移となるであろうし、治療同盟の形成に関連する転移は陽性転移となるであろう。また、対象関係は抵抗によって隠されているものであり、治療同盟は隠されているもの

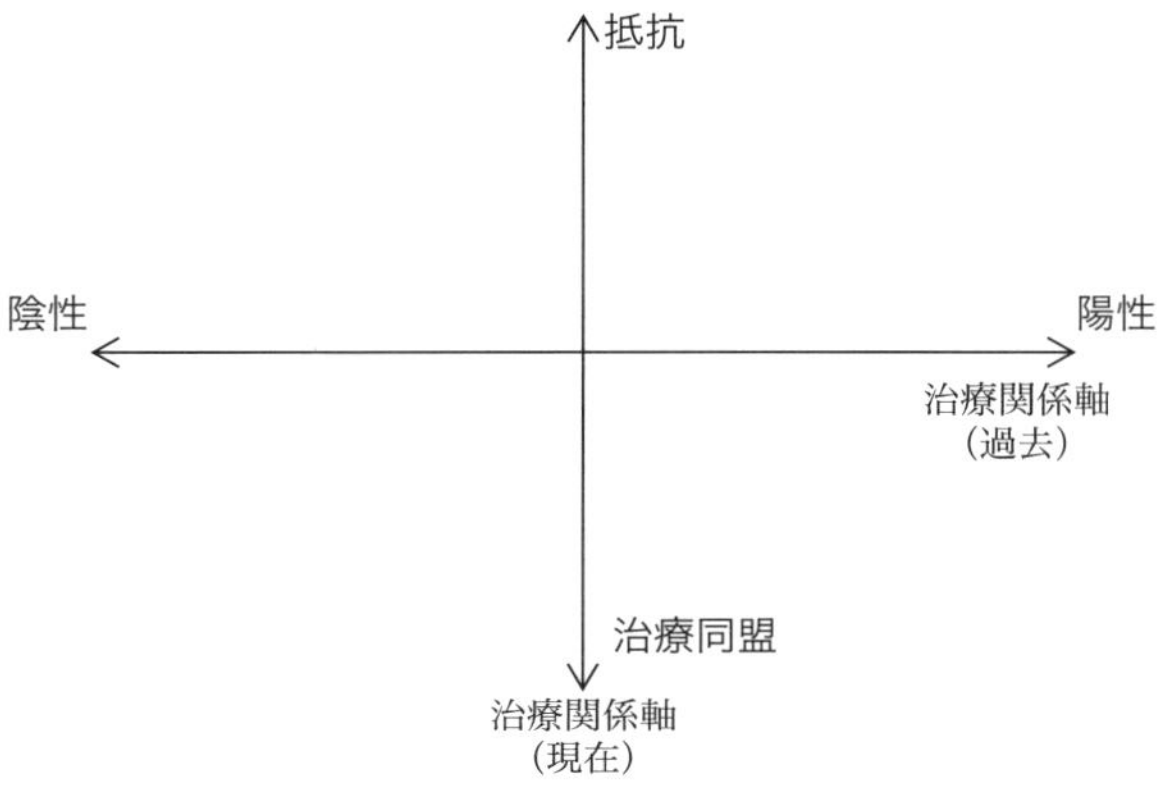

図４　転移の二元構造

を明らかにするための状況を造り出す。これを転移の構造として二元的に描くと、図４のように図示できる。視覚化するとすぐにわかるが、このような考えには問題がある。前者と後者は同じく転移ということばを用いているが、明かにレベルが違うからである。対象関係に関連する転移は過去の想起であり、治療関係は現在の事象である。また陰性感情と抵抗は違うレベルにある感情である。また、分析治療とは転移神経症の分析、つまり初期の葛藤の再現を中心課題とする治療法であるとまでいわれ、転移が分析治療の中心をなす現象と考えられている點も気になる。転移は治療関係に現れる間主観的現象であり、心理療法にとって重要な現象ではあるが、それが治療関係の中心をなすことは、実際にはないからである。

Balint にしても、Racker や Zetzel にしても、彼らの用いる転移の概念は、Freud が感情の転移として定義附けた概念から大きく隔たっているわけではない。一方 Kohut は例外に位置する。彼は、自己心理学の立場から、精神分析中に出現する転移は、自己対象転移であるとし、それに三種類の下位群を置いた（Kohut, 1984）。一つは鏡転移といわれるもので、これは自己の内部の損傷を受けた野心の極が自己対象から確認－承認的反応を引出そうとするものである。二つ目は理想化転移といわれるもので、損傷を受けた理想の極がその理想化を受け入れるであろう自己対象を探そうとするものである。三つ目は分身転移といわれ、損傷を受けた才能や技能の領域が、本質的に類似しているという安心の体験を与えることのできる自己対象を求めるものである。Kohut の用語は慣れるまで難解である。たとえば鏡転移とは、彼の記述に従う限り、子どもが失敗したときに、親が慰めその失敗をも含めて子どもを承認している状況を子どもの内的過程としてみた概念である。彼の用語に振り回されずにこの箇所を讀むと、Kohut にとって、自己の障害が問題なのであり、治療はその修復を目的とするものであることがわかる。そして修復は自己対象転移によってのみ可能であると考えられている。自己対象転移は、損傷を受けた自己が適度に共感的な自己対象つまりは内面化された親から發達促進的な反応を得ようとして繰返し新たに生じるものであり、治療の本質であることになる。Kohut の考えでは、転移は抵抗でもなくましてや転移神経症を形成したりもしない。それは自己を修復するのに缺くことのできないものであって、被治療者が治療者からうける承認や受容を求める活動であり、さらに被治療者の治療者との同一化であると考えられている。かくして Kohut にとって、転移は被治療者と治療者の関係で、被治療者が治療者から受け取るすべてのものを表すことばとなる。ただ、Kohut にしても、精神分析学派の他の研究者と同様、転移は被治療者の内面に生起する現象であると考えている。

転移をもっと別の立場から考える治療者もいる。Gill（1983）は対人関係パラダイムの視點から、治療場面に被治療者が持ち込む心的内容は、被治療者の現在の現実の生活と過去の体験および治療者との関係で体験しているものの合成であるとし、転移とは被治療者の心的内容に限定されるべきでなく、転移－逆転移の相互作用の中で考えるべきものであると主張する。ここでは、過去の洞察も必要であるし、治療者との現在の関係による体験への洞察もまた治療的意味を持つのである。そうすると、転移とは治療者を前にして、被治療者が治療者に対して持つ心的現象のすべてとなる。被治療者の側の心的志向性からみた治療者との関係のすべての別名が転移なのである。

転移という現象が、Freud の初期の發見に従って、過去のある人物への感情を治療場面で治療者に向けた状態であると考える狭い把握の仕方は、現実の治療場面で生じている現象の一部を捉えているに過ぎないことは明かである。Racker（1968）は、陽性転移が分析作業にとって不可欠であるという一方で、分析医にとっても、被治療者を理解し解釈するためには陽性逆転移を血の滲む思いで持ち續け、それを開花させることが重要であるという。この考えをもう一歩推し進めると、転移は転移－逆転移の相互関係、つまり治療者と被治療者の相互関係の中で把握せねばならないことになる。

Orange ら（1997）は転移という狭い概念の枠をはみ出した治療における治療者のかかわりを論じている。つまり、間主観的な見方からすると、治療者の過去の体験や考え方が直接間主観的な場に影響を与え、それが直ちに治療に影響するというのである。であるから、治療者は自己の過去の体験や思想と、被治療者の治療の場で出現する言動の関係に自覚的であらねばならないという。Atwood ら（1984）によると、「転移は患者の分析過程での経験が組織化されるやり方のすべて」であり、「患者の心理的生活の総体のミクロコスモス」であるという。この考え方からすると、治療場面で被治療者が心的に体験するすべてが転移であり、かつそれは被治療者のそれまでの心的体験を反映したものとなる。さらに治療者の心的体験の反映でもある。この見解は転移の概念がもっとも拡大された例であろう。ここまで転移の意味が拡大されると、逆に転移という用語の独立性が失われかねない。

転移が治療場面で生じる現象を被治療者の側の心的体験からみたすべてのものであるとすると、転移は心的現象としてどのような構造を持っているのであろうか。われわれは心が個体の出生直後から、共感性や信頼感といった他者との結びつきを持つ心的基調の上に組織化され、活動することを明かにしてきた。そして、われわれはすでに治療場面での治療者と被治療者の相互作用が、言語以前の水準、つまりBalintの用語でいえば、基底欠陥水準、Bowlbyの用語でいえば愛着水準、そしてKohutの用語でいえば蒼古的水準で、励起されることを述べた。その関係の中で他者に受容され支持され承認されるといった体験は、自己が自己を承認するための礎となるに違いない。転移とはこのような情動的相互関係を含んだ蒼古的水準での他者との相互作用なのであり、その相互作用が治療的要素を持っていると考えられるのでる。もう少しいうと、治療状況によって過去の情動的体験が再活性化され、目の前の他者との相互関係を通して、それらの体験が意識的無意識的に見直され、また、治療者の言動を採り入れて新しい自己を統合する過程で経験する他者との相互関係における個体の心的活動を、転移ということができる。このように転移を捉えると、従来の精神分析学での定義は、この現象のごく一部を概念化しただけであり、ある特定の挿話に限定されすぎているきらいがある。

この新たな転移の概念に従う限り、感情転移の分析が治療的なのではなく、治療者と過去の体験を新しい視點で見つめ直すことが治療的であることは明かである。いうまでもないことであるが、転移は間主観的現象なのであるから、治療者の側の被治療者に対する感情や態度、いうところの逆転移も當然治療に影響を及ぼす。そのため治療者は治療過程で生起する自己の心的現象に気附いていなければならないし、それらの意味を把握できていなければならない。そしてそのことがまた治療的であるのは、転移の理論からして自明のことである。

第六章　治療過程論再考

心理療法家の多くは、それぞれの治療技法の説明やなぜそれが有効かについての理論化には熱心であったが、その技法の実際の治療効果がどの程度なのかや、それがどのような病態に有効なのかには、あまり関心を示さなかった（石坂, 1998）。もっとも、最近は心理療法のある技法がその治療効果において他の技法に勝ることを示す證拠がないため、被治療者をなんらかのタイプに分類して、それぞれにどのような技法が有効であるかを調べようとする研究が増えているのは事実である。たとえば、治療に抵抗を示す人や内向的（internalizing）な人には非指示的療法が有効であり、反対に外向的（externalizing）な人には認知行動療法が有効であることを示すデータがある（Beutler et al., 2001）。しかし、まだそれ以上のことがわかっているわけではない。Freud はいずれ精神分析療法によって精神分裂病の治療が可能となると考えていたし、今でも心理療法によって精神分裂病の治療が可能であるという人々も稀にはいる。自閉症は一九七〇年代まで、精神分析的治療で治癒可能であると主張されていた（たとえば Bettelheim, 1967 を参照）。しかし、精神分裂病や自閉症に心理療法が不必要とはいえないにしても、それによって治癒可能とするのは、今では実證的根拠を持たない主張である。また、それぞれの治療法の実施過程で被治療者の心にどのような事態が生じているかについても、いくつかの例外を除いて、ほとんど考察されて来なかったといってよい。

退行性転移神経症は禁欲原則の見境なき適用に対する医原性の反応であるかもしれない（Orange et al., 1997）といった指摘や、転移の解釈の回数が多いほど治療結果がよくないという報告（Piper et al., 1991）をみると、実際の治療過程でどのような現象が生じているかに注目し、それによって治療の進め方を検討することが必要である。われわれは前著（石坂, 1998）で、Rogers や内観療法の治療者の体験に依拠しつつ、治療過程の一端を垣間見ることができた。その際治療の転機とはどのようなものであるかを現象記述的に考察した。しかし、そのような治療過程の現象が心の構造のどのような部分でどのようにして生じるかについてはほとんど論じることがなかった。本章では治療の過程に生じる変化を、治療の深さという観點からもう少し詳細に検討してみたい。

㈠心理療法における無意識について

従来精神分析学は深層心理学ともいわれ（Freud, 1915）、無意識を探る学でありかつ治療法であると考えられていた。そして、無意識に至る方法として自由連想法や夢の分析が用いられた。また、Freud の治療技法は治療場面で自由連想によって得られたイメージや着想を被分析者にことばによって表現してもらい、それに対して治療者がことばによって解釈を施すものであった。だが、この方法では、被治療者の言語水準にある感情やイメージや観念の問題しか扱えず、言語水準以前の問題は扱えないというのが、Balint（1968）の主張であった。Freud の心の構造は、自己愛の水準からエディプス水準へと發達すると考えられているとはいえ、それらは切れ目なく連續しているものであって、その間に質的に区別がなされたものではなかった。そして、Freud の治療概念では、心の構造の發達の時間を逆に辿ることが、深層に至る道であった。そして自由連想で得た着想や夢の内容に解釈を施すことによって、それが可能であると假定されていた。だが、Balint が指摘するように、言語水準以前のレベルには言語による解釈といった技法が無効であるとすると、心も言語水準以前と以後の二つの層に区別せねばならない。精神分析学は深層心理学として無意識に至る方法の学であるとFreud は主張したが、彼のいう無意識は言語によって到達可能な領域にある無意識であったことになる。われわれがすでに探求したように、もう一段深い別の無意識もあるのだ。

心理療法による治療とは、いずれにせよ無意識の領域に分け入ることであるとすると、Freud（1904; 1915）の主張する精神分析技法が治療としての有効性を發揮する場合があったことは、今までの歴史的事実であろう。しかし、ここに二つの問題がある。一つは、精神分析学のいう自由連想によってしかこの無意識に至れないのか、という問題である。もう一つは、無意識は、Freud が考えたようなものでしかないのか、という問題である。まず、後者の點から考察してみたい。すでにわれわれは前著（石坂, 1998）で、治療場面でみられる「意識しているにもかかわらず、気附いていない状態」としての無意識は、Freud が考えたもの以外に四つあることを指摘した。「分かっていてもいいたくない場合」と「忘却」と「幼児の記憶」と「選択的不注意」でる。しかし、われわれの臨床的に遭遇する無意識はこれらに留まらない。その一つに、意識の障害がなくしかも覚醒している状態であるにもかかわらず、知覚されているのに気附いていないという無意識がある。譬えば、それはサブリミナルな知覚

(Nφrretranders, 1991）やプライミング（Weiskrantz, 1997）であったり、盲視といわれる知覚（Kolb & Braun, 1995; Weiskrantz, 1997）であったりする。盲視が「何を」ではなく「どのように」に関連した知覚（Ramachandran & Blakeslee, 1998）であるとすると、しかもこれが無意識的におこなわれているとすると、われわれの言動のかなりの部分は無意識的に遂行されていることになる。記憶に関しても同じことがいえる。記憶障害の人は記憶したとの自覚がないにもかかわらず、多くの事柄を記憶している事実がある（Weiskrantz, 1997）。われわれの言動は、あるものを知覚しているという意識がないにもかかわらず、これらの知覚によって影響を受ける。さらに、Siegel（1999）が指摘するように、一歳以前に体験した大脳辺縁系に記憶された体験は意識されないで、保存されている可能性がある。もっと深刻な事態も豫想される。Libet（Libet, 1965; Libet et al., 1979; 1983）の明かにした事実が真実だとすると、われわれの意識はすでに生起してしまった脳の活動を禁止する力しか持っていないことになる。これらは精神分析学やRogers派の言語を介した治療法では到達できない領域である。このように無意識の領域は広大であり、ここへは意識によっては到底到達できない。このような無意識の領域がどのような様相をしているのかが、もっと研究されねばならないし、そこに至る方法も解明されねばならない。われわれは次節で現在の心理療法が意識の深みに至るとはどのようなことであるのかを、治療の深さという観點から考えることにしよう。

(二)治療の深さについて

Freudが無意識に至る方法として用いたのは、何度も触れたように自由連想法と解釈であった。この方法によって彼自身は深層に至れると考えたが、しかし、現実には深層に至ることはなかったといってよい。なぜなら、彼の方法は、すでに述べたように無意識過程の意識化を目的とするからであり、ここでの無意識は言語によって到達可能な領域にすぎないからである。心理療法は意識下に達しなければならない。ではそれはどのようにして可能なのであろうか。成田（1993）によると、精神療法の要諦は治療者が自分自身の心の深みをどれだけ見つめられるかにあるという。彼の指摘する治療の転機は、「治療者は患者の話を聴きながら、患者の心を推し量ろうとするよりも、患者の言動により自分がどう変えられるかを見つめ、変えられることに抵抗しつつ、（たとえばかつての母親とそっくり同じ対応をすることに抵抗しつつ）、自分の心にどういう連想が浮かんでくるかに聴き入り、そのさまざまな連想の底を共通して流れる感情を見つめます。そしてその感情を、ちょうど患者の話の内容が面接場面で実演されるようになるタイミングで、気持としては私（ないしわれわれ）を主語として、実際になるべく主語を省いて表明する（p.147）」ことによって得られるという。被治療者の感情と重なった治療者の共感の表明が重要であると指摘するのである。しかもその共感は治療者が自分の心の底にある感情に思い當たるまで深く見入ることによって可能となるらしい。この指摘は治療における共感性の必要なことを説いており、しかも治療が間主観的営為である點を明瞭に表している。

どのような心理療法においても、治療が進展するためには、被治療者の治療者への信頼感が必要であることは前述した通りである。しかし、信頼感だけでは治療の進展はない。心理療法とは、被治療者の心的構造の変化を齎すものであるがゆえに、被治療者の心に変化が起きなければならない。信頼感はなるほど、そのような変化を齎すきっかけにはなるであろうが、変化の方向性や変化の程度を規定するわけではない。Rogers 派のように受動的に被治療者の言語的あるいは非言語的表現を引出し、かつ表現自体を受止め支持する治療者の態度は、確かに表面的な事実の記述から離れて、被治療者の個人的体験やそれにまつわる内面の感情の表出を引出し、その結果被治療者の内面の変化を生じさせるきっかけにはなるであろう。いや、かなりの程度そのような事態を引起こすであろう。ただ、そのようなことが可能となる被治療者は限られているに違いない。もっと深い関りを必要とする被治療者もいるはずである。しかも、この治療過程では、治療の深みという問題が Rogers 派の治療者に意識されているわけではない。

Balint（1968）は、精神分析学のおこなってきた分析は言語によるものであり、言語が到達しない領域があるとし、それを基底欠陥水準とした。そしてそこに至るには、退行が必要であり、また退行状態ではことばは無効であり、ただ寛容な、Winnicott（1965）の用語で言えば包み込む（holding）環境、Balint の用語でいえば一次対象が必要なのであるという。Balint は治療の深さと関連して、無意識をエディプス水準のものと基底欠陥水準のものに区分したことになる。この区分は正当であろうか。もっと違った区分の仕方はあるのであろうか。

Bugental（1987）は治療過程で生じる被治療者と治療者の間の相互作用の深さを、七段階に分けた。それを図示すると図5のようになる。図にあるように、七つのレベルとは、社交的レベル、接触維持レベル、標準的レベル、臨界レベル、親密レベル、個人的無意識および集合的無意識のレベルである。社交的レベルは、受診した直後に交す挨拶のレベルのコミュニケーションである。まだ互いに相手のことをよく知らないため、形式的な挨拶を交す。言動は社会的に定まった様式でおこなわれる。このレベルでは有意味な個人の情報は与えられないし、ことに情動は含まれない。接触維持レベルでは、年齢や住所や電話番号などの具体的な個人情報は与えられる。

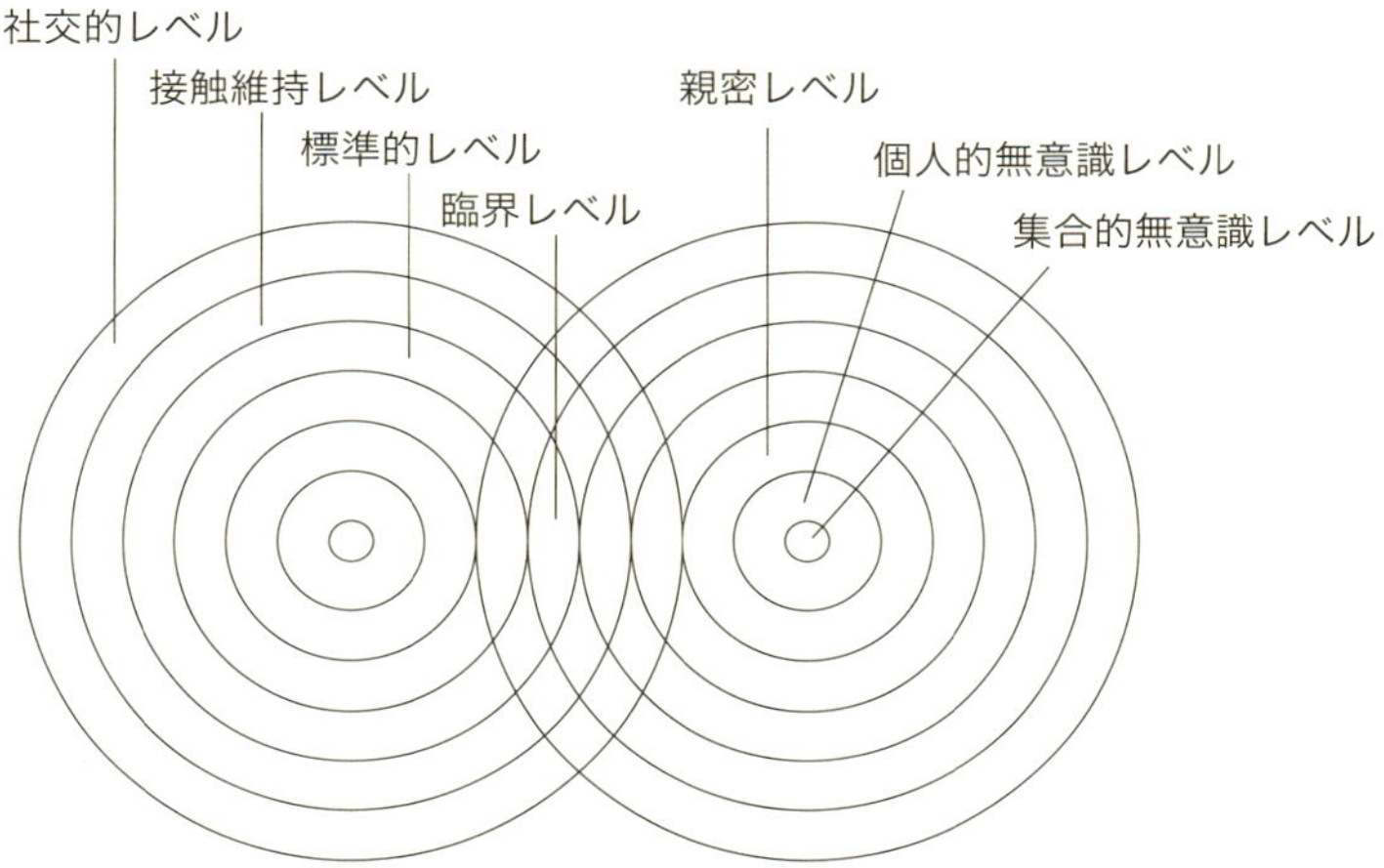

図５　Bugentalの治療関係の構造
治療者と被治療者はそれぞれ七つの意識階層を持ち、深い治療は治療者の意識が被治療者の個人的無意識に達しなければならないとされる。

だが、この場合個人情報とはいっても、それはあくまでも社会的に公表されている事実に留まる。次は標準的レベルである。ここでは被治療者は内的な体験に関する情報は与えるが、その内容は日常会話で語られる程度のものである。個人の行動の外的記述やそれにまつわる通常の感情に関する情報、たとえばどこそこに行って買い物をして楽しかったなどである。臨界レベルでは、被治療者は姿勢をリラックスさせ、個人の内面を語る。また、内面の情報を表出する際に感情が伴う。しかし、まだ生き生きとした感情の發露はみられない。親密レベルでは、被治療者は自己の内的体験に囚われ、寂しさや絶望の感情が表出される。時に泣いたり笑ったり興奮したりといった激しい感情の表出がみられる。この段階では、情報の具体的内容よりも情報にまつわる個人の情動の表出が主要な作業となる。Bugentalによると、親密レベルに至って、被治療者は今までの生活様式や思考様式と直面し、生きかたを再認識できるようになるのである。このレベルでは、被治療者と治療者の間で社交性といった枠を取り払った深く直接的な経験の共有が生じているのである。そして、その際話の内容よりも内面の覚知の深さが重要となる。Bugentalは治療が親密レベルに至ることが必要であるという。その奥に集合的無意識がある。Bugentalは治療的にこのレベルに至るには困難であるという。もっともわれわれは集合的無意識があるとは考えないので、Bugentalの説く理論全てに賛成するわけにはいかない。

この思想によると、このとき治療者の態度が重要となる。治療者は被治療者の表現するものを全面的に受入れ、感覚は最大限に働くように敏感になっており、直感も十分に働くような状態となっていなければならない。親密レベルでの相互作用は、時に主客一体の状態あるいは融合の状態が生じる。するとここでも言語水準以前の情動性のレベルでの相互作用が生起していることになる。これらの現象は脳の活動としてはどの部位に相当するのであろうか。Damasio（1999）は、意識を中核意識と拡張された意識に区分したが、その中核意識が系統発生的に古い脳、脳幹に始まり帯状回や頭頂葉の体性感覚野に終わる領域の脳の活動に依存しているという。そして、この構造の相互作用が原自己や第二次神経パターンつまり生体と対象物との関係を記述するパターンを造り出すという。彼によると原自己は視床下部や体性感覚野が主に関与し、第二次神経パターンは帯状回や視床や上丘が関与している。Siegel（1999）はBowlbyが着目した乳児期の愛着形成に関与する脳の部位を眼窩野や帯状回前部や扁桃体などいわゆる辺縁系であるとし、この部位は意味と感情を生じる過程の中心をなすという。これらの部位は信頼感や共感性の基礎になる領域でもあった。心理療法がBugentalのいうように、人間として与えられたものと調和したり、それらを獲得したり再獲得する手段であるとするならば、それを可能にするのが深い心理療法といいうるであろう。それまで維持してきた意味体系が溶解し、再び組織化されることが可能となる意識の水準では、言語よりもむしろ感情や非言語的コミュニケーションを成り立たせる手段が相互交流の重要な部分を占める。そのためには治療同盟が形成されねばならないのであり（Bugental, 1987）、それはBugentalの図式によると各レベルでの被治療者と治療者の相互作用が生じることであった。この相互作用が生じるためには、治療者は同時に多くのレベルで対応するようにしなければならないし、直感的かつ反省的であり、しかも洗煉された共感性を持たねばならない。そして深い心理療法の目的は、今から考察する中核自己の流動化と再組織化なのである。

㈢中核自己での体験様式

深い心理療法では、中核自己のパターンが流動化し、被治療者が個人的体験やそれに伴う感情の表出に関して開放的となり、治療者との相互作用でこのパターンの再組織化が生じる。だが、この体験は心理療法以外の場でも経験されることである。たとえばPenrose（1989）は科学的洞察におけるインスピレーション（新しい洞察の閃き）について論じている。科学者のインスピレーションは、突然にある種の高揚感とともに真であるとの確信を伴って現れる。洞察された内容の論理的説明は、その確信を跡附ける作業なのであり、科学者はしばしばその言語化には難渋する。これはPopper（Popper & Eccles, 1977）のいう心の創發性の例である。Maslow（1971）はこの時の体験を至高体験と呼んだ。彼はこの状態を分析して、この状態にあるときには、過去の断念、未来の断念、無邪気、意識の狭小化、自己意識の禁止、恐れの消失、防衛や禁止の解除、力と勇気、受容性と積極的態度、信頼対試行統制努力などの特徴が見られると指摘している。受容性と積極的態度とは積極的であっても批判しない態度であり、信頼対試行統制努力とは一時的にであれ緊張や意欲や意志や統制的意識的対応や努力をやめる態度である。このMaslowの列挙する項目をみると、至高体験とは幼児期の母親との信頼関係に身をゆだねながら外的刺激を受け入れて、外的対象物の把握の仕方を自己の内部で組織化し、それに伴って自己を組織化している様子と類似した事態であることがわかる。この事態は心理療法では退行の状態に対応する。至高的体験は、そのような幼児の対象と自己を組織化するときの躍動感と確信の感覚なのである。Maslowの指摘した項目の中で、もう一つ重要なのが、意識の狭小化である。この状態にあるときには、意識は広く外界に向かって開かれてはいない。意識の対象は狭く限られたものとなり、意識の作用はその事柄に焦點化される。このように見てくると、至高体験は、意識の狭窄と心的状態の退行を前提にして生じる心的体験であることがわかる。

だがこれで深い心理療法がおこなわれるわけではない。中核自己への回帰は退行であって、それ自体現実への対応を持たない。治療上はこのことが十分に注目されねばならない。この状態が病的過程を誘発することがあるからである。Balint（1968）は退行を二つに分け、よい退行が自分自身に到達しようとして他者に認められるための一形態である退行であるのに対して、悪性の退行とは、本能を充足させることを目的とし、新規蒔き直しに至らない退行であるとした。成田（1993）は精神療法の深さについて述べた際、被治療者の精神内界や無意識を探求する方法は、被治療者にとって侵襲的となる恐れのある精神療法であるという。深い精神療法中に、被治療者と治療者の意識が造り出す表舞台と、両者の無意識が造り出す隠された裏舞台とが不思議に重り合う感じがするという。いずれにしても、この一度は流動的になっている心的構造をもう一度組織化せねばならないのであるが、流動化とは不安定の状態であり、再組織化は必ずしも良い方向に進むとは限らない。宗教体験のところで述べたように、このような状態にある被治療者は被暗示性が高まっており、治療者の影響を受けやすくなっている。そして、再組織化が治療者の意図によっておこなわれる恐れさえある。だから、治療者はこの點に十分すぎるほどの注意が必要なのである。

心理療法がよい作用となるためには、Bugentalのことばを用いると、枠附けが必要なのである。Kohutはそのためには解釈が必要で、それによって内的過程を気附かせるのであるという。つまり体験の過去と現在を多少とも正確に把握することが治療的なのである。われわれが見てきたように、この水準に言語は到達できないのであり、そうだとすると別の手段を用いるしかない。先に触れたように、Balintは基底缺陥水準にある被治療者の治療のためには、被治療者の愁訴、自責、鬱憤を、治療者がすべて現実のもの真実のものとして誠実に受入れ、さらに被治療者の鬱憤が悔恨に変るまでの時間的餘裕を十二分にとるべきであるという。彼の考えでは、治療者は被治療者の苦悩に附き合って耐えることが枢要なのである。だから時間的餘裕が必要となる。そのような環境の中で、被治療者は治療者との相互交流で自己の過去の体験を把握し、感情の流動化を体験し、治療者の態度やことばによって現実への対応の仕方を再組織化するのである。この過程が急速に生じれば「回心」といわれる事態が生じるし、緩慢に経れば「自己成熟」が達成できたといわれる。いずれにしてもこの変化は被治療者の側の自發的な過程でなければならない。被治療者の志向性によってのみ生じる過程でなければならない。そこには自己治癒能力といわれる過程が發動する。被治療者が自己の再組織化をおこなうのであって、治療者の言動はそのきっかけにすぎないことを、治療者は自覚していなければならない。だが、時に外からの枠附けが必要なことがある。それが治療理念となって現れるのである。しかし、われわれは現在相対的な世界に生きており、ある人が別の人に意味体験の絶対的枠組みを与えられるはずがない。それゆえ時と場所によって治療理念は変化する。これが多くの心理療法が存在する理由の一つでもある。

さて、再組織化の後に訓化の過程がくる。禅の修行では、悟に至る道を向上道といい、現象的事実の世界から出発して意識の無分節の高みにまで登ることを目的とする。しかし、修行はそれで完結するのではない。この高みから再び経験的世界に下降しなければならない（井筒，1983）。これを向下道という。修行によって新しく獲得した認識様式が、日常の経験世界に出会ってうまく機能するのかどうか、さらに獲得した様式が保持できるかどうかを実際に試してみなければならない。この試運転の時間が必要なのである。程度の差はあれ心理療法で獲得された自己の新しい意味体系もそのような「慣らし」の時間を必要とする。新しく再組織化された自己の対応方法はまだ十分に確定しているわけではなく、現実との対応で変化もあるであろうし、修正を加えねばならない場合もあるであろうし、その過程が訓化なのである。そして、心理療法ではこの現象が自己の確認および自己確立の過程に対応すると思われる。内観療法や森田療法が、集中的治療の後にも絶えずその時々の自己の状態の確認をおこなう作業の必要性を説くのはゆえのないことではない。その意味で心理療法のかなりの部分は幼児期の体験様式の再体験の場となるのであり、また一面で「育み」の場でもあり、治療者の態度は多分に母子関係における母親的要素を含んだものとなるのである。「自己の身心および他己の身心を脱落せしむるなり」という道元の句を、ここで思い出すのも意味のないことではないであろう。その際、治療者は、Bugental が述べたように、直感を働かせ感覚を最大限に開放し、いろいろなレベルでの対応が可能なような状態であらねばならないのである。

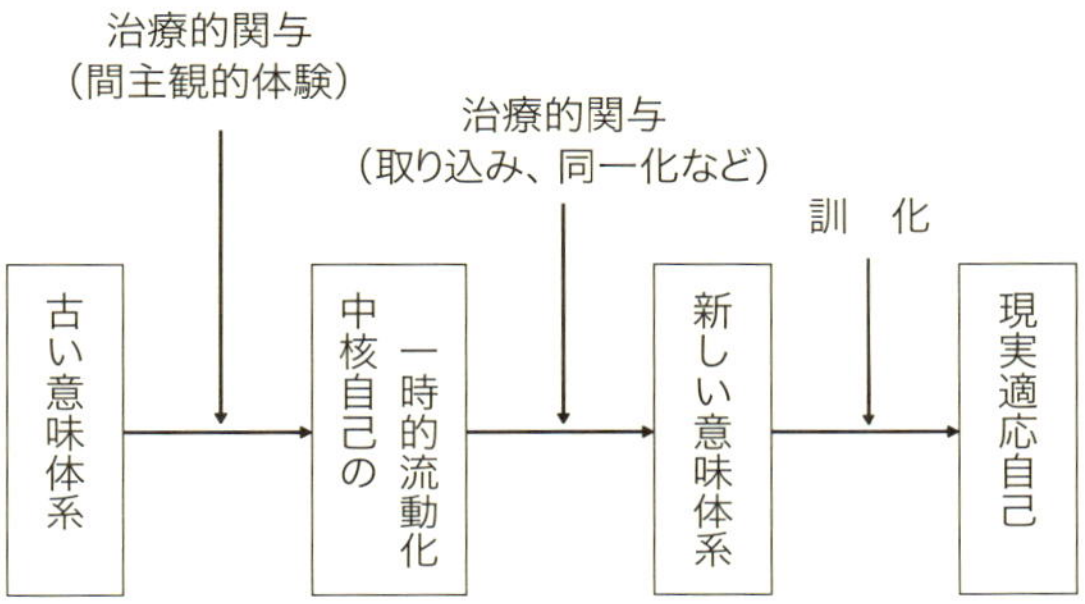

図６　心理療法の過程

この點が自然の母子関係と違ったところであり、治療場面が非日常的となる由縁なのである。さらに訓化に必要な時間が、現実世界の時間の流れと切り離して、しかも個別の事例に応じて、確保される必要がある。この點も、非日常的ではあるが、治療上必須のことなのである。

心理療法の過程とはなにかを、もう一度確認しておこう。心理療法とは、個人の保有する意味体系の改変、あるいは現実適応の拡大を齎す作業なのであるが、そのためには既存の中核自己の流動化が生じる必要がある。そのような流動化が生じる水準に至るためには、共感性や信頼感といった間主観的体験様式を通して、個人の心の深層に入らねばならない。この時、退行や心的内部での激しい葛藤が生じ、情動の直接的な表出がみられる。この時期を禅の用語の一部を借用して表現すると、向深相期といいうるであろう。そして、一度流動化が起きた中核自己は、再び構築される必要があり、そのためには解釈や指示といった方法が役立ち、被治療者の内面では取込みや同一化といった機序が働く。ここにさまざまな心理療法の理論や技法の成立する根拠がある。この過程は流動期といえるであろう。そしてその後に訓化期がある。この全体の心理療法過程は、だが、ある程度回数を重ねた心理療法の経過中にも、個々の面接ごとにみられる過程でもある。被治療者は現実の世界から心理療法の場を訪れ、程度の差はあれ、中核自己の流動化を体験し、面接の終了とともに再び現実の世界に戻って行かなければならない。それを図示すると図6のようになる。このことを考えると、心理療法過程はきわめて繊細な扱いを必要とするものであることがわかる。対人関係としてもゆったりしており、その間を流れる時間もゆったりしたものでなければならないのである。

われわれは心理療法の過程を深さという観點から考察した。心は層をなした構造をもっており、心理療法はそれらの層を流動化させ再組織化させる作用を持つ。心の層の流動化の現象が実際に治療の場で、どのようにみられるのか。そして、それに対してどのような技法を用いるべきなのであろうか。次に具体的な事例を検討しつつ、それを考えてみよう。

第七章　症例の検討

心理治療を語るとき、しばしば治療戦略ということばが使用されたりする。治療を進めるための大まかな構想が必要とされるからかもしれない。あるいは新しい事態に対して即時に、しかも適切に対応せねばならないことがしばしばあるからなのかもしれない。また、病態に即して、あれこれの技法を用いねばならないためかもしれない。だが心理療法は戦闘とまったく対極にある事柄である。心理療法はすでにみてきたように、個体が自らおこなう心の再構造化であり、この意味で心理療法は心の育成であるともいえる。そのために、心理療法の場で必要とされる対人関係は、敵対的ではなく相互依存的であり、互助的要素を多く含んでいる。そしてなによりも、心の再構造化のために治療の場に現れた個々の心の育成のために、それぞれに応じた固有の時間の経過が保障されねばならない。だから、治療戦略ということばは、心理療法にはまったくそぐわない。ただ、心理療法はどこか母子関係に類似した共生的関係の追体験の過程ではあるにしても、それでもかなり人為的な対人関係でもある。そこで操作的な事態が生じることになる。自然の自生的な対人関係でないため、心理療法では契約の必要性が強く唱えられ、時間や場所や金銭に関しての取決めが重要視される。だから、心理療法を進めるためには、治療者にも被治療者にも目的や方法が明示される必要があり、そこになんらかの技法が生まれる。そして、さまざまな心理療法の学派は多くの技法を開發してきた。しかし、それらの技法はわれわれがすでにみてきたように、心理療法の場面で出現する心のさまざまな相の一面を理解したり操作するために概念化されたものであった。そして、ある学派で真と考えられた概念は、必ずしも普遍妥當性をもつものではなかった。さらに心理療法の個々の場面で出現した現象に対して、治療者がどのような対応を採るべきかも、一部の例外を除いて、普遍性を持って概念化されることがなかった。ほとんどが体験に基づいて、個別的に言語化されるだけであり、体系化されることはなかった。たとえば、Sullivan（1954）の「関与しつつの観察」はさしずめ、面接場面での治療者の採るべき態度の一つであろうが、この概念もSullivanの臨床経験の言語化といった範囲を越えるものではない。もう少し心理療法の交流がおこなわれている場面の内部に注目すると、治療者の心の存在様式は神田橋（1990）のいう「離魂融合」の状態になる。しかしこれもまた体験をそのまま言語化したものである。神田橋は対話心理療法を進めるに際して、「抱え環境の育成」と「揺さぶり技法」を治療操作の重要な構成要素とした。確かに抱えの環境は、われわれが考察したように、共感性や信頼感の土壌となるものであり、治療場面の環境としては缺かすことのできないものである。また、治療が被治療者のそれまでの意味体系を壊し、新しい意味体系を構築することを目指すのである限り、古い構造が揺るぎ、少なくとも一部は、一時的にであれ融解する必要があるので、そのためには治療過程では被治療者の心を揺さぶる過程がなければならないであろう。だが、これが治療過程のすべてではない。われわれは前章で、治療の深さを考察した際、それぞれの層でどのようなかかわりや治療的態度が必要であるかを明かにした。いろいろな治療技法は、心の層に応じて必要となるのであり、決して硬直的あるいは紋切り的に使用されるものではないのである。これらの點を、具体的な症例を基にして、考えてみたい。その際それぞれの症例が示す症状がどのような心の層の乱れと対応しているかに焦點を當てて検討したい。

ところで、心理療法の場に現れる被治療者は、さまざまな症状を訴えて来談する。心理療法が被治療者の意味体系の再構築を目的とするのであるかぎり、症状もその意味体系との関連で考えられねばならない。われわれは志向性をもち、出来事に意味を付与することによって生存しているからである。自らの病や病の症状へも意味を付与する。だから、症状は心理的に意味を持つものであり、そのように解釈されねばならない。身体医学における症状は物質過程の変化の表れとして理解されるが、心理療法家は心の齎す症状を、もちろん物質過程の変化の表れとしての理解を等閑にはしないのだが、それに加えて、被治療者の生活との関連で理解しようとする。被治療者の志向性を基底において症状を理解しようとするので、症状は被治療者にとってさまざまな意味を持つことになる。そこでこの症状は、治療者によってさまざまに解釈されうる。症状は被治療者の苦しみの主要な部分であり、病そのものであるのだが、事態はそう単純ではなく、ときに症状は治療への抵抗であったり、他者への訴えであったり、被治療者の心的構造と現実との妥協の産物であったりする。さらに、症状は取去るものではなく、被治療者の成長のために必要なものとされる。症状の意味を問うて、神経症に感謝せねばならないという治療者も現れる（たとえば、桑原, 2001)。だが症状への感謝は治療を終えてから、被治療者が自己の来し方を展望した後に、それまでの自己の生きてきた道筋を意味附け、これからの行く末を構想する過程で、被治療者の側から自發的に生れてくる感情であるはずである。治療の場を離れるまぎわに、しばしば被治療者がこのような内容のことばを口にすることがあり、また治療者もそれに敬意をもって積極的に同意することはある。だが、少なくとも治療者が積極的に示唆することではない。いずれにしても、かくまでに症状の意味の理解が治療者ごとに異っておれば、治療技法の一致が図られないのもゆえのないことではない。

ここまでの考察を踏えて、われわれがここで心理療法における症例を検討する目的が、少なくとも二つ追加される。一つは症状の意味をさまざまに解釈しうることを理解し、ある具体例に沿った症状理解が、その症例でどのように治療促進的であったかを、追体験することである。そしてさまざまに提出された假説のどれが実際に妥當なものかどうかを検討することが、自らの治療場面での想像力を豊かにする助けとなるのである。そのことが目の前の症状の理解のための大きな力となる。もう一つは、治療過程での被治療者の心の動きに沿って、治療者が用いる技法や治療的態度が適切であるかを検討することである。そのことを通して、実際の治療場面で対応可能な技法が明らかになるし、また症例の検討を通して治療者の間でそれが共有可能となるのである。われわれはまだ統一的な心の概念を所有していないので、臨床伎倆を高めるためにはこのような方法に、大いに依存せざるをえないのである。われわれは一つの学派に拘泥せず、治療場面で症例の示す現象のさまざまな局面に適切に治療的に対応せねばならない。そこで上で述べた治療過程での治療者の採るべき存在様式の二つの側面、つまり症状の解釈と現象への対応を、具体的な症例を提示しつつ考えることにしよう。

當然ながら、この症例の検討は、あくまでもわれわれがこれまで考察してきた心の概念を前提にしておこなわれる。あるいは、われわれの手にした心の概念が治療的に有効かどうかを検證するために、この症例の検討がおこなわれるといってもよいであろう。それゆえ、症例の提示の仕方や検討の仕方は、われわれの問題意識に沿っておこなわれるのであり、通常の症例検討のような様式にはなっていない。そして、病態の改善がみられても、その假説が正しいことにはならない。ここで提示された症状の意味の理解あるいは解釈は、あくまでも假説である。讀者は筆者と違った解釈や假説を考えるかもしれない。むしろそうあってほしい。今のところ假説の正しさは、症状の解釈の一貫性や病態の改善によってしか保證されない。しかも、別の要因でそのような改善がもたらされたのかもしれないからである。だが、今のところそれを検證する方法がない。そのためできるだけ多くの症例の経過を追体験することが心理療法では必要とされる。ただ、われわれの提示した症例はわずかに四例である。この四例は心理療法の深さや心理療法における技法の組合せの方の検討といった視點からみて、順番をなすように並べられている。この考えが適切かどうかもまた検討を要するが、少なくとも、治療が深くなる必要があり、用いるべき技法が多くなるほどその病態が重いと、とりあえずしておいていいであろう。この四例はそれらを示すための最低限の症例であると考えている。この数が適切かどうかは、讀者の判断に委ねるしかないであろう。

本書は症例検討集ではない。そのためここでは、詳細な症例の提示や治療経過の克明な記述はおこなわない。しかも、症例に関しての情報は、われわれの論を進めるために必要な最低限のものでしかない。さらに、個人を特定できないように、個人に関する情報は必要な程度に変更を加えてある。また、記述される治療経過の報告も、われわれの議論に都合のよいように断片を集めたものである。しかし、われわれが描こうとしている問題、すなわち症状と心の層の関係や症状の意味や技法を検討するに必要な情報は損われてはいないはずである。讀者はこれらの限定をあらかじめ了承されたい。

症例一　女性　二十三歳　会社員

(a)受診までの経過

会社員である患者は、短期大学を卒業した後就職し、会社勤めをしていた。六ヶ月ほど前に友人と夜に遊びに出かけた。食事をしたりして楽しく過ごしていたが、その飲食店で突然息苦しさを覚え、動悸が激しくなり極度の不安状態となった。友人に頼んで救急車を呼んでもらい、病院に運ばれて治療を受けた。そこで身体的な検査をしてもらったが、その時には特に異常を指摘されなかった。ところがそれ以後外出が困難になった。また「發作」が起きるのではないかと思うと不安で、身が竦んでしまうのであった。近医を受診したところ、「パニック障害」であるといわれた。そこで薬物を処方してもらったが、相変わらず外出時の不安は續いており、通勤できないので結局会社を辞めてしまった。現在、家の近くには出かけられるが、遠方への外出は困難で、まして交通機関を利用することはまったくできなくなってしまっている。そのためほとんど家の中で生活するようになってしまった。ある人に話を聞いて、當科の外来を訪れた。

(b)受診時の様子

診察時の面接は当初から友好的雰囲気でおこなわれた。患者は終始にこやかに、よくしゃべり、話し出すとある程度自分が話し終えたと思えるまで話し續けた。途中で筆者が口を挟もうとすると、それを制止して話し續けるほどであった。時には話の筋道が別の方向へと進むきらいもあった。そこで時間的制約も考慮して、互いに不本意とはいえ、筆者は時々患者の話の腰を折りながら、こちらの聴きたい事柄について質問をした。患者は来院するために、「清水の舞台から飛び降りる」ほどの決心をしてきたのだという。外出時の不安に抗して、来なければならなかったからである。ただ、バスなどの公共の交通手段は利用できないので、タクシーで来たとのことである。従来明るく人づきあいもよく、今までに病院を受診するような事態が生じることはなかったという。ただ、幾分心配性のところがあり、体調には常に気を配っていたという。さらに、今回の事態に関して、原因となるようなことは特に思い當らないと述べた。また、「發作」の出現する少し前に失恋はしたが、その件は今では気持の整理ができていること、早くよくなってまた仕事に就きたいことなどが確認された。一番の問題は、また「發作」が起きるのではないかと不安になり、外出困難の状態にあることである。また、抑うつ症状の存在を示す情報は得られなかった。ただ、すでに述べたように、体調などについて心配が昂じると不安になるとの訴えはあった。

(c)この症例の理解

さて、この症例はパニック障害の典型的な例であるといえる。もともと心配性であった人にパニック發作が出現し、それをきっかけにして不安が心を支配し、そのために外出困難の事態に陥った事例である。パニック障害にしばしば抑うつ症状が伴うことがあるが、この患者ではそのようなことは認められなかった。パニック發作は、一時的な身体的調節不全の状態である。予期しない時に突然、胸が圧迫されたように苦しくなり、呼吸が困難となり、このまま呼吸ができなくなるのではないかと思われ、そのために不安が昂じる。さらに全身が圧迫感とも痛みともいえない絞厄感に覆われる。この感覚が強いと、不安を通り越して「死ぬのではないか」との恐怖を覚えるほどである。それに伴なって冷汗が手や顔面に浮かぶ。この事態は客観的に見れば五分から十分程度持續する体験にすぎず、いずれ沈静化する。しかし、これを実際に体験している本人にとっては、永遠にこの苦しみが持續するのではないかと思えるほどである。だからこの症例で治療上重要なのは、本来パニック發作の發現様式に豫期不安は含まれないという點である。つまり、「發作」と豫期不安は別の機序によって出現している。心の相という観點からすると、まず、身体の一時的不調が出現し、それに対して心がその事態を理解できず、恐怖を経験し、その恐怖が解消されずに残ったままの状態であるといえる。まだ心は身体的不調に伴う恐怖に意味を付与できていないのだ。だが、この恐怖はあくまで意識のレベルにあって、無意識のレベルにはない。確かに身体的不調は根源的な無意識のレベルで生じた事態ではあるが、この不調の事態は心が感じる痛みや苦しみの起源と同じレベルにあるのだ。そしてこの事態は、心の相の変化に影響を与えるものであっても、あくまでも身体のレベルにあり、心そのものの内部の出来事ではない。一度の發作が心を揺さぶり、心はその意味を理解しえないまま、恐怖の記憶が持續し、そのため心が不安を覚える状態が推移しているだけである。さらにこの不安は、發作が起きたときにどう対処したらよいのかわからないための不安でもあった。だから心が不安の由来を理解でき、それに対処できれば事態は改善されるはずである。問題は心の深層にはない。つまり中核的自己に問題はない。このように、この症例でみられる「發作」と「不安」形成のメカニズムが理解できれば、治療方針は決まる。パニック障害の治療には、抗不安剤や抗うつ剤の投与に加え、心理療法とりわけ認知療法が有効とされている(American Psychiatric Association, 1998)。現在の症状が心の表層での出来事に留っているため、心理療法としては認知療法や行動療法などの、心の深層に至ることを目的としない技法が有効であると判断できる。もちろん症状に他の意味が隠れているかもしれないのであるが、もしそうならそれは治療経過で明かになってくるであろう。心の表層を操作する治療法では、隠れた意味のからまった事態が改善されないので、そのような事態が判明すれば、その時點で症状の隠れた意味への対処を考えればよいのである。もっとも、治療者はこのことを念頭において、治療を開始せねばならない。

(d)その後の経過

筆者はまず、パニック發作とは身体的な一時的不調であること、それは体験した者には重い病気の豫兆であるかのように思えるが、決してそのようなことはないこと、さらに薬で發作の出現を豫防ないし緩和できる場合の多いことを説明した。そして、現在外出できないのは、發作がまた起きるのではないかと自分で不安になり、その不安に縛られているためであって、治療の目標はその不安を解消することであると話した。この説明を納得するために、患者は念のための身体的検査を要求した。そこで、一通りの身体的検査をし、その結果を基にして次回の診察時にどのように治療を進めるかをもう一度相談することとした。さらに、「發作」の豫防薬として、アルプラゾラムを処方した。

二回目の診察時、患者は前回実施した検査結果を見、その結果の意味するところを二三度繰返し尋ね、異常がないことを幾度か確認し、さらに検査結果を示す用紙の複写を要求した。勿論筆者は用紙の複写を渡し、なんか検査に異常のないことをことばで保障した。そして前回受診以後の状態を尋ねた。患者は不安は持續しているものの、「發作」は起きていないと話した。そこで、認知療法的なアプローチを提案し、具体的にどのようにして不安を克服するかを二人で考えることにした。まず近くの店に毎日買い物にでかけ、その時の状態を日記風に記録することにした。その時々の心の動きに目を遣ること、そして、実際に外出できたという事実を確認することがその目的である。患者はこの計画を了承し、次回の診察日まで記録をつける約束をした。筆者は分かれ際に、發作は薬で抑制されていること、たとえ發作が起きてもそれはすぐにおさまり、そのこと自体大して問題ではないことを再度説明し、患者の納得を得た。

その後約束通り、被治療者は外出を繰返しおこない、次第に不安を覚えなくてもよいことを自分で確認するようになった。同じような心構えで、バスにも一人で乗ることを自發的に試みるようになった。事態は順調に経過し、患者は約三ヶ月ほどで、アルバイト先を探してきて、仕事を再開するようになった。しかし、この時點で患者は「まだすっきりと自信が持てない」という。この事態が二ヶ月ほど續いたが、あるとき患者は筆者が思いもしない提案を持ち出した。海外語学研修に行くというのである。その理由を問うと、もともと語学に興味があったし、この機会を逸しては今後行けるかどうかわからない、また、自分がどこまでやれるか試してみたいとのことであった。筆者は今までの経過から、患者の提案に賛成し發作は起こらないであろう、たとえ起きてもやり過ごせば大事は起きないであろうと保障した。患者は一旦診察室を出たが、再び戻ってきて、「私やれるよね。大丈夫よね」と再度確認して、旅立った。二ヶ月の海外生活の後、診察室を訪れた患者は、海外での生活がことのほかうまくいったと報告し、自信がついたという。その後患者は就職もし、普通の生活をするようになったが、ときどき来院し、近況を報告してくれる。薬は沢山残っているが、あると安心だから捨てないでいると笑いながら話すのであった。

(e)この症例の簡単な考察

この症例は心理療法の技法の理解にどのように寄与するであろうか。パニック障害と豫期不安は、出現の機序が異なること、だからそれぞれの症状に別々に対処する必要があることを、この症例は明らかにしている。パニック障害は、認知行動療法家たちがいうように、患者が「身体感覚をカタストロフィックな様式で解釈し」(Clark,D.M., 1989)、「身体ないし精神に著しい障害があると思い込」(大野ら, 1999)んでいるために生じているのではない。パニック障害は身体的不調和そのものであって、意識のレベルでの解釈や思い込みで生じるのではない。そして、このような身体症状の出現をきっかけにして豫期不安が形成される。認知行動療法家たちの症状理解とは逆の因果関係がここにはある。だから豫期不安は本来は心の深層と関連している不安ではない。ただ、パニック障害では、豫期不安以外にも、症状としての不安がいろいろ入り混じることがあり、もしそうならその出現の基盤をそれぞれに応じて見定めねばならず、それによってまた治療で用いる技法が異なってくることがある。この症例の場合、患者の豫期不安は發作によって生じた恐怖に対する心の危機回避反応の一種であり、他の要素が混入していなかった。患者のもともとの心配性の性向が関与したため、症状の自己理解が困難となり、それが症状を持續させてはいた。だが、この患者の不安には、他の対人関係に関連した問題の表現としての意味が含まれていないようであった。そのため、本症例の治療は認知療法的なアプローチが有効性を發揮したのだといえよう。認知療法は思考のパターンを変化させることで、感情や行動を変化させようとする技法である。しかも、それは、本人が治療するまでは気附いていないにしても、治療場面で意識化が可能なレベルで感情や思考を操作する方法であり、この症例のように、不安が表層レベルに留っている場合に、より有効性を発揮するものと思われる。また、この患者は治療のはじめから治療者との関係は良好であり、さらに治療者の指示を守るだけでなく、不安を克服すべく、自らも新しい目標を設定しそれに積極的に取組んだ。治療者は治療の開始時に治療の方向を示し、安全保障感を与えつつ治療的かかわりを持ったが、その後の方向は患者が選択し、治療者の主な役割は患者の提案を支持することであった。このようなよい治療経過が辿れたのも、患者の不安が表層的でかつ媒介されていないものであったためであると考えられる。だが、ほとんどの症例の不安はこのような単純な構造でなりたってはいない。

次の症例は、不安がいくつかの意味を含んでいる場合があることを示している。

症例二　男性　四十九歳　営業会社員

(a)受診までの経過

三年ほど前に、車の運転中突然息苦しくなり動悸が激しくなった。極度の不安となり運転ができなくなったため、その時は車を道路脇に止めて、苦しさが治まるまでしばらくじっとしていた。「發作」が治まったので、當日はなんとか帰宅できた。しかし、それをきっかけにして以後、恐怖感が先に立ち車の運転ができなくなった。患者は営業を長年やってきたのであるが、車の運転ができないため、業務をこなすことができず、結局職を辞することになった。その後外出しようとすると不安が急に襲ってきて、外出できなくなった。だれかが側にいると外出はなんとかできるのであるが、一人だと胸がどきどきしてそれに耐えられないため、ほとんど外出しない日々を送っているとのことであった。いくつかの精神科のクリニックを受診し薬物治療を含めた治療を受けたが、事態は好転せず、當科を受診した。初診日には妻に送られて来院したとのことであった。

(b)受診時の様子

診察時患者の態度は落ちついており、表情もおだやかで、これまでの経過を要領よく治療者に伝えた。その時抑うつ状態にあると判断できなかった。ただ、發病後しばらくは、抑うつ気分、不眠、食思不振、意欲の低下など、抑うつ状態を思わせる症状がみられたようである。この點で、本例は先の症例と異っていた。もっとも筆者が診察をおこなった時點でも、午前中は気分が優れず、昼頃になると気分の悪さが少しましになるといった、気分の軽度の日内変動は認められた。それも、抑うつ気分よりも身体的なだるさが主であり、それ以外のうつ的症状はないようであった。この患者は内面をあまり多く語らなかった。發症時の状況や發作の様子については積極的に話したが、それに関連する事柄については、あまりはっきりと話をしなかった。もともと仕事は熱心で、いままで一生懸命に働いてきたし、趣味もほとんどないとのことで、最近は外出できないため、もっぱらテレビをみながら終日すごしているとのことであった。

(c)この症例の理解

この症例もパニック障害の事例であるが、軽度の抑うつ状態を合併しているように思えた。そこで、抗うつ剤とアルプラゾラムを併用して処方し、また現在の病態を説明し、先の症例と同じ手法で治療を始めた。だがこの患者は診察時に患者がおこなうべく取り決めた計画に同意するものの、帰宅するとなかなかそれを実行に移そうとはしなかった。そこでなぜ実行に移せないのかを尋ねると、外出してどこかで倒れると困るという思いが強いため、外出できないのであるという。自分としては倒れてどうなってもよいとは思うのだが、それを他の人にみられると「格好が悪い」し、そのことを思うとつい二の足を踏んでしまうのであるという。そこで、發作がどのようなものであるかを再び説明しつつ、日々の日常の生活の中で、患者が近くまで外出せざるをえなくなる事態はどのようなことかを、妻にも同席してもらって相談した。確かに患者は職を失い困ってはいるのだが、妻が仕事をしており、さしあたっては生活に支障がでるほど困窮してはいなかった。患者が意を決して外出せねばならなくなる事情がさしあたってなかった。家族も患者の病気に理解を示し、困ってはいるが、それほどの切迫感はなかった。つまり、患者は家族に依存をしているのだが、そのことに無自覚であった。この面談の最中に、患者がタバコを吸うことが話題に上った。筆者は、タバコは体に害である、そのことをわかっていてそれにもかかわらず患者は吸っているのであり、家族は患者の健康を望んでいる、だから家族は患者の喫煙に協力しないことにしようと提案した。もちろん妻はこの提案に賛成であるし、患者にもそれを納得してもらった。患者はタバコが吸いたくなれば、外出するしかない。外出時には不安が起こってくるが、それをなんとか我慢して外出するしかなくなる。この提案は患者の治療への意欲を高めるために、役に立つと考えられた。

この症例では、豫期不安に加えて、患者の矜持や家族での位置が症状形成に関与しているようであった。また、うつ的要素も、幾分か関与していると考えられた。さらに少なくとも、患者のこれまでの生活史で形成された自己像と現在の不安が結びついていると推察される。この症例の治療では、患者の心の深いレベルでの変化、つまりは自己感の変更が必要とされるのであった。そして、この層での変化を生じさせるためには、患者の心の深い層を流動化させる必要があり、そのため、患者をとりまく家族の治療への協力や環境の変化を、治療過程で考慮せねばならなかったのである。

(d)その後の経過

結局患者はある日、意を決してタバコを買いにでかけた。幸いタバコ屋は家から見える場所にあった。その直後の面接で、患者は誇らしげに、外出できたことを治療者に報告した。もっとも、まだまだ不安は解消されてはおらず、角を曲って家が見えなくなるとやはり不安が強くなり、その先へまでは出かけられないと訴えた。

その後、患者はいろいろ工夫をして、少し先のタバコ屋へ出かけたり、近くにある神社までの散歩を日課にするなど、次第に外出時の距離を延ばすようになった。そして、ついには電車にも一人で乗れるようになった。最後には、自分で車も運転できるようになった。患者は、車の運転に関して、當初妻を助手席に乗せることからはじめ、次第に距離を延ばし、最後には自分一人で車に乗り、運転できるようになった。この課題達成は階段を一歩づつ登るように順調に進んだ。ただ、先の症例のように自發的に新しい課題に取組み、問題を解決していこうとする積極的姿勢が見られなかったので、筆者はいつも患者を励まし、できた課題を一緒に評價し、新たな課題を設定すべく面接を繰返したのであった。

さて、現在この患者は朝目が覚めたときになんとなくだるくてうっとうしいと訴えるものの、外出は自由にできており、その點ではなんら支障なく日常生活を送っているといえる。患者は自らのできる家事をおこない、また少し痴呆をきたした老母の世話をして一日をすごしている。まだ、職に就いていない。仕事を探してはいるが、五十歳を過ぎた男にはなかなか職がないのであるという。確かにこの不況時の再就職に困難が附き纏うであろうことは、十分に理解できる。今患者は、二ヶ月に一度外来を受診する。當初の症状は消えたし、日常生活に支障はないのであるから、もう受診の必要はないのではないかと話を向けると、患者は「いや、ここに来て話をするとほっとする。また、薬をたとえわずかでも服用していないと不安がまた起きそうでまだ止めない」という。この状態は、患者の内面あるいは外面に、なんらかの新たな事態が生じないと変化しようがないのではないかと筆者は思ってしまうのである。

(e)この症例の簡単な考察

この症例は、前症例と同じくパニック障害と診断できる。しかし、本症例は同じ病態が示す症状にも、いろいろな意味が含まれており、その意味によって症状の改善の仕方が違うことを示している。本症例では、外出困難は、發作の恐怖の回避という本来の豫期不安の現象形態であるのに加えて、世間への体面や家族への依存といった力動的要素が含まれていることが明かになった。さらに、長年真面目に仕事をしてきたにもかかわらず、パニック障害という曖昧でだれにでも理解してもらえるのではない病気、しかし本人にとっては極度の苦悩を齎す病気によって、社会から脱落せざるを得なかった悔しさが、不安の背後に存在しているのかもしれない。職を探すときに、いいかげんな仕事では納得できないという意識がきっと働いているはずである。また、年齢によって選択できる職が限られていることもあるであろう。そのため、同じ病態であっても、それに罹患する患者の年齢や置かれている境遇によって、その意味するところが違ってくる。筆者はこのことを患者と話題にしたことはあり、患者はそれに一部同意はしつつ、その先には進めない。この事態の背後には、やはり家族への依存という要素がからんでいるのかもしれない。パニック障害に伴う豫期不安には、認知行動療法的アプローチが有効であるとしても、不安が患者の生活している状況と結びついているとなると、そのような方法では症状の改善は困難である。たとえば患者が通院を續けているのは、そのような今の自分の生活を意味附ける一つの方法であり、一方では次の機会を伺っている雌伏のときを確認するためでもあるのではないであろうか。なるほど、症状は患者の内面の状態の表れであり、症状の変化は内面の変化によって生じない限り望むべくもない。だから、症状の改善は、患者の内面の変化によって生じるのであるが、個体の内面はそれ独自で存在しているのではなく、それを取巻く環境と深く結びついている。内面の変化はまた外部の変化によって齎されることもある。當然治療者はそのことにも目を配らねばならない。それを次の症例はもっと鮮明に示している。

症例三　女性　年齢五十三歳　主婦

(a)受診までの経過

ここ二年ほど気分がすぐれず、なにもする気がしない状態が續いている。時に気分のよいときもあるが、概ねうっとうしい気分が續き、ひどく落ち込むと、ときに死にたいと思うことがある。実際二度ばかり、死のうと思い、薬を多量に飲んだことがあるとのことであった。この患者の家は商賣をしていた。患者は元来勝ち気で活潑で人づきあいもよく、家業を切り盛りし、三人の子どもを育ててきた。忙しい毎日であったが、これまで特に健康上問題となることはなかったとのことである。われわれの外来を受診する以前に、精神科のクリニックを受診し、薬物治療を受けていたが、症状に改善が見られず、やむなく當科を受診したという。

(b)受診時の様子

初診時は、表情暗く、抑うつ気分、意欲の低下、不眠を訴え、全体に活潑さがなかった。患者の示す現在の症状や、このような症状が数年持続しているといった経過から見て、うつ病それも気分変調性障害（American Psychiatric Association, 1994）と診断してよいであろう。

この女性は、しかし面接では、暗い表情ながらも自發的によく話した。最初は抑うつ気分や身体的倦怠感の訴えが多かった。しかし、抑うつ気分が出現したときのことについては、ほとんど話さなかった。これまでに使用されていた抗うつ剤の効果があまりないようであるので、別の抗うつ剤に換えて経過をみることにした。

(c)この症例の理解

當初筆者は、この症状が気分変調性障害であり、また今までの薬物が効果を發揮していないのであるから、いくつかの抗うつ剤を試みてみるしかないと考え、患者にもまた同席した家族にもそのように説明した。診察に同席した夫は、患者の病気を理解しようとしているように思えたし、患者にいくつかの心理的ストレスがあるようにはみえなかった。患者も勿論そのような問題があることを口にはしなかった。ただ、この年代の女性の長期に持続するうつ状態には、なんらかの後悔や恨みの感情が混在しており、それが症状を持続させていることがしばしばある。そのことを念頭に置きつつ、筆者は薬物をまず使用し、定期的な診察で患者のことばに耳を傾け、状態の変化をみることにしようと考えた。

(d)その後の経過

約一ヶ月ほどして、抑うつ気分が段々改善されてきた。このころには患者は一人で来院するようになっていたのであるが、面接を重ねるうちに、患者は次第に子どものこと夫のことそして夫の親戚との軋轢のことなどを口にするようになった。筆者はこの数年に亙るうつ症状の持続が、夫との関係や夫の親戚との問題と関係があると思えてきた。そこで、夫にも来院してもらい、病状を説明しつつ、今後は患者がこれまで受け持ってきた親戚とのつき合いすべてを夫に引き受けてもらえるように依頼した。夫はそれを了承し、以後本人が夫の親戚と対応しなくてもよいと患者の前で約束をした。この面接をきっかけとして患者の抑うつ状態はほぼ回復するまでになったかに見えた。

ところが、数ヶ月後に抑うつ状態が再び出現した。事情を聞いてみると、義父の七回忌に親戚一同が集まったのだが、その時に患者がおこなっている病気がちの義母に対する世話が不十分であると、夫の兄弟から責められたとのことであった。このことがあってから後の数回の面接で、患者は激しく泣きながら、自分がいままでこの家のために一生懸命尽くしてきたにもかかわらず、親戚一同はもとより夫もそれを認めてくれないと述べ、夫に対する不満や親戚に対する怒りを、感情も露わに口にした。患者の抑うつ状態のそもそもの發端は、夫の兄弟の一人が、法事の席で親戚への配慮が缺けていると非難したことであった。患者はそれを胸に秘めて長らくだれにも話さなかったが、こんなことが續くようでは自分としてはもう耐えきれない、死ぬしかないと涙ながらに語った。患者には家業を切り盛りし、しかも義父や義母の世話を十分にしてきたという自負があった。しかし、親戚がそのことを當然の事とみなすだけでなく、まだ配慮が足りないと非難するのを目の當たりにして、患者の自負心は脆くも崩れ去ってしまった。親戚がすべて自分を非難しているようにも思えた。しかも患者には、そのような事態に陥っている自分をみても、夫がなんら援助してくれない思いやりのない人物と映った。この時點で、患者がこの家での自分の根拠が崩れてしまったと思っても不思議はないであろう。「私は勧められてこの結婚をしたが、もっと別の選択もあった。私の人生は一体なんだったのであろう」という患者のことばは、自己の人生への否定的感情と夫に対する恨みの感情を表している。患者のうつ状態は自らの根拠の喪失への反応であるし、自殺企図はそのような屈辱的な事態からの逃亡の企てでもあったと考えられた。さらに、それは文字通り身を持って、夫や親戚への激しい怒りや恨みを表現するための方法でもあったはずである。

この危機的事態を回避するために、筆者は夫との面接を患者同席でおこない、今後は親戚の集まる行事に患者が出席しなくてもよいようにしてもらうことにした。勿論入院も考えられたが、患者はもう自殺をするようなまねはしないと約束した。また家族にも患者の看病に際して、自殺企図を豫防するための配慮を依頼した。夫の協力が得られると筆者も患者もその時點で感知できたので、引き續き外来での面接をおこなうことにした。筆者と患者の間で、患者の今までの努力をたとえ親戚が認めなくても、夫を含めた家族は十分に認めていることを確認した。さらに、その面接中に、親戚はおおよそどこでもそのような態度を本家に対してとるものであると、これまでの親戚との関係を一般化できた。

このような対応がよかったのか、患者の抑うつ状態はしばらくして消失した。だが、症状がなくなっても患者は外来通院を止めようとしない。「私がよくなってしまうと主人が安心して、また前のように私のことを考えてくれなくなるから。私が元気になると主人は勝手なことするんです」というのが理由であった。この頃の患者の通院は、夫の注意を患者に引きつけ續けておくための手段なのであった。

このような事態のまま、いつまで外来通院を續けてよいものか、筆者が考えあぐねていると、患者は半年後に再び抑うつ状態になった。今度のきっかけは、二番目の息子の結婚問題であった。この結婚は患者の希望するものではなかった。さらに、それまでことあるごとに援助してきたにもかかわらず、そのことを當然と思っている息子が、再び結婚後の生活のために多額の資金援助を申し入れたのであった。患者はこの家に嫁いで、献身的に家業を支え、義理の父母も含めた家族の世話をしてきたが、その中で二人の息子特に二番目の息子に大いに期待をしていたのであった。ここでもまた裏切られたという思いが沸き起こり、その感情を処理できなくなって、患者は抑うつ状態になったようであった。

患者のなすべきことは、これまで持っていた患者の價値観を変えることでしかないと、患者も筆者も思うようになった。すなわち、自分が献身的に何事かをおこなえば、相手は患者を認め、何もいわなくても応えてくれるという思いを捨てることが、治療的課題であるように思えた。相手はいつも自分のことしか考えていない、だから患者も自分のことを考えて好きなことをするようになろうという考えを持つことが目標となった。「先生、そんな考えって、寂しいですね」という患者のことばに筆者は同意せざるをえない。しかし、この家族の患者への依存を一旦は止め、患者の諸々の思いを溶解するには、このような極端な考えに一度は立ち至ってみるしかないように思えた。「あなたがいっぱいお金を持っていても、どこにももっていけないし、好きなように遣ったらいいのではないですか。なまじ息子に残してやろうと思うから腹が立つ。また、あなたがお金を持っているから、いつまでも息子があなたを頼りにするのではないですか」というのが、筆者の面接での示唆であった。患者は息子に一定の金額を手渡し、今後これ以上の援助はできないといい渡したようである。家族問題が出現するたびごとに動揺を繰返す患者の意識の中に、実母との関係が影響していることも明かになった。患者は実母にきちんとした人間として認められ続けたいという思いがあったのである。これらの問題が心の中で整理できた後、患者はものごとへの執着がなくなったというようになった。表情が生き生きとしてきて、友人と短い旅行に出かけたりするようになった。その後、海外にまで、友人と出かけるようになった。今までになく楽しい生活を送れるようになったと、患者は口にする。そして、それまで服用していた抗うつ剤も止めることができるようになった。今度こそ治療を終結できるかと筆者は思った。ところが、患者は数ヶ月に一度外来を訪れる。「もういいのでは」との筆者のことばに対して、「ここにくるとほっとするんです。また考えが混乱してしまわないかという思いがあって、来ている方がいいんです」という。患者は新たに身につけた考え方を確認するために、来院を續けているのであった。そして、多分まだ夫を心から信頼していないのであろう。夫の注意を喚起し續けるためにも、患者にとって通院が必要なのであった。

(e)この症例の簡単な考察

この症例で、われわれは抑うつ状態の症状がさまざまな意味を含んでいることを知った。それは、親戚のよくある不躾なことばによって、それまでの自負心が脆くも崩れてしまった事態への反応であり、また親戚や夫への恨みや怒りでもあった。さらに、夫の注意を引きつけておくための手段の意味もあった。そして、治療の進展に伴なってうつ状態は家族間の問題を解決するために治療者を巻き込む手段ともなったようにも思える。そして、このような反応を生じた要因として、患者の家を守り息子に引きつがなければならないという思いや、自分が何事かをなせば他者は必ずそれに応えてくれるはずであるという價値観の崩壊があった。さらにその背後に患者の実母との心的関係が存在していた。このように症状を理解すると、この慢性の抑うつ状態を改善するためには、患者の心の深みに横たわる家族や実母への思いを明かにし、それが患者の價値観によって影響されていることを認識し、そしてその價値観を変化させることが必要になる。つまり、心の深層にある幼児期から形成されてきたものの見方を変化させねばならないのであった。しかし、このことが治療の當初から明かになっていたのではなかった。治療の進展に従って症状のいろいろな意味が明かになってきたのである。だから、症状の意味は、必ずしも治療の當初にすべて明かになるわけではないし、またその必要性もない。ひとつの意味が解明され、解決された後に新たな意味が浮上することもあるのだ。このため心理療法が長期に亙って継續せねばならない場合が、しばしばある。

われわれは、患者の話を聞くこと、その過程で患者は感情を交えて自己の窮状を訴えることができたこと、そして、その時點でのかりそめの解決であるとはいえ、具体的な方策を提示したこと、そのために家族の協力が得られるように努めたことなどが、この症状の消失に有効であったと考える。その過程でこの患者は自己の見方の様式やそれと症状のつながりを認識することができた。中年の女性の抑うつ状態にしばしば恨みや怒りが伴うが、この患者の場合それまでの患者の努力や献身を家族が認めないための反動であり、また自己の存立基盤の揺らぎあるいは崩壊への反応であった。そして、この症状の改善のためには、家族の患者への感謝の気持の明瞭で持續的な表現と患者への心理的支援の保證が必要なことを、この症例は示している。ある人の長年保持してきた考え方を変更することは容易ではない。この症例でそれが可能であったのは、治療場面で患者の思考様式の問題點を指摘し、それを変えるように方向附けをおこなったことに加え、患者が激しい感情を吐露したように、思考よりも深いレベルに達していたためであると思われる。さらに周囲の患者への思いの変化も必要であった。一度変化した考え方は、だが、その変化を定着させねばならない。そのために、時熟とでもいうべき時間も必要でもあるのだ。

この症例では、日常生活の基盤が、ふとした出来事をきっかけとして崩れ去り、その結果心的構造が揺らぎ、精神症状が出現したため、その事態に対応するために、思考の枠組みを変化させねばならなくなる事態が生じることが示された。そして、この変化が生じるためには、若かりし頃から患者の思考や行動様式に影響を与え續けてきた患者と内的対象としての実母との関係に気附く必要があった。治療がそのレベルに到ると患者は激しい感情の發露とともに、價値観を変化させ始めたのである。しかし、この変化は、いかに激しいものであったにしても、まだ、その個体の内部での出来事であった。症状が發現し持續したのは患者を取巻く環境の変化が起きたためではなく、患者自身が豫期せぬ出来事により、自分の家族の中での意味附けに混乱をきたしたのであった。次の例では、患者を取巻く周囲の人的環境が深く症状形成に関係していることを示そう。

症例四　女性　十七歳　高校生

(a)受診までの経過

高校二年生になった春ごろからやせが目立つようになり、それまで五十キログラムほどあった体重が、秋には四十キログラムを切るようになった。登校は續けているが、不機嫌で暗い表情であり、時にイライラも目立つようになってきた。ほとんど食事をせず、母親や父親が食べるようにすすめると、それに反撥して感情的となり、ものを投げたりするようになった。事態の改善がみられず、むしろ悪化して行くようで、学校の養護教諭も患者の状態を心配するようになった。その教諭に奨められて、當科を受診することになった。患者は受診を希望していなかったが、両親が病院に連れてくることには強く抵抗はしなかったとのことである。

(b)受診時の様子

初診時、患者は暗い表情で、ほとんど自ら話すことはなかった。こちらから話し掛けても、ほとんど返事をせず、だまって時がすぎるのを待っているような印象であった。内科的な検査は、掛り附けの小児科で少し前におこなわれており、その時には異常は指摘されていないとのことであった。一通りの問診と、体の診察を終えた後、筆者は、現在の状態が「拒食症」といわれているものであること、および時に生命に危険が及ぶことを、患者にも親にも説明し、さらに栄養状態が悪くなれば入院も必要となると話した。入院の判断はいろいろな状態に基づいておこなわなければならないが、まず目安としては体重の減少であり、患者の場合には三五キログラム以下になるとそれを考えねばならなくなると説明した。患者は話を聴いているようであったが、無言の状態を續け、堅い表情を崩さなかった。そのため患者が筆者の説明に納得したのかどうか判然としなかった。ともあれ、外来通院をしてもらい、患者の心の内を話してもらうことにした。

(c)この症例の理解

この症例は、神経性食思不振症の典型的な例であると思われた。この病態の出現のきっかけは、学業成績の低下や友人関係でのトラブルなどいろいろでありうるが、青年期中期の女性の心理的發達における躓きがその背後にあり、そして、しばしば家族的要因が関与していることは、よく指摘されるところである。この病態には、強迫的な性格傾向がみられ、それが治療を困難にする一つの要因となることもある。この症例では、初診時の面接によっては、發症のきっかけとなった事柄や、發症と関連があると考えられる家族要因に関する情報は得られなかった。また、強迫的な性格傾向は認められなかった。通常この病態は長期に亙る治療が必要であり、背後にあるさまざまな問題は當初姿を現さず、患者の病態の変化に伴って表面化してくることがしばしばある。そこで、初診時に明確な治療的見通しを下すことが困難な場合が多く、この時點で治療上重要なことは、定期的に治療に通ってもらえるように患者との約束を取附けることである。この患者は、自ら求めて受診したのではなく、少なくとも初診時、患者は治療に対して積極的な姿勢を示していない。この點が、今まで提示した症例と決定的に違ったところであり、まず治療者が苦心せねばならないところでもある。そのため、まず、治療者には患者の多分心の深いレベルで存在するであろう苦しみに共感すること、患者の心の表出をそのまま受け入れること、そのためには時間を掛けて患者が表現するのを待つことが必要であり、この治療者の姿勢を患者にことばを含めたあらゆる伝達様式で伝えねばならない。また、家族にも、この病態の重篤なこと、今後いろいろな問題が表面化する可能性があること、両親が治療に関与することが治療を進めて行く上で極めて重要であることなどを説明し、治療への協力を取附けておかねばならない。

(d)その後の経過

筆者は患者が通院しないのではないかと初診時には心配していた。だが、その心配も無用であったようで、それ以後も患者は定期的に通院した。もっとも患者との面接は終始陰鬱なものであった。食事が摂れなくなった時期の事情やその時の患者の思いについて、話を聴こうと筆者は努めるのであるが、必要な情報はほとんど患者から得られなかった。母親からは、中学生までは成績もよく、物わかりのよい子で、育児に苦労したことはないという話を聞かされた。面接を重ねるのだが、患者と筆者の間に、治療的なつながりが形成されてくるという実感が、筆者には湧いてこなかった。それでも筆者は患者が口に出して表現しないが多分心の奥では抱えているであろう辛さや不安をそれとなく話題にし、できるだけ患者の今置かれている状態を理解しようと努めた。治療の進展がはっきりと現れないまま、それでも患者は定期的に治療に通ってきた。ただ、体重は次第に低下して行き、危険と考えられる三十五キログラムを切り、三十キログラムに近づいて行った。患者にも家族にもこのままでは外来治療が困難であると何度か説明した。両親の説得もあって、とうとう患者はしぶしぶながら入院を納得した。

入院は強制的ではなかったが、患者にとっては半ば強制的なものであったであろう。また、環境の変化もあって、患者は入院當初まったく食事を摂取しなくなった。母親はその状態を見かね、家から食べ物を運んだりしていたが、患者はそれをもまったく口にしなかった。一見患者の状態は悪化しているようであった。母親は、入院の判断が間違っているのではないかと、筆者に不安一杯の面持ちで語るのであった。食事を摂取できないため、やむなく點滴を始めた。そしてその間ベッドに横たわる患者の側に付き添いながら、筆者はぽつりぽつりと学校のことや友達のことなどを話題にして、患者と会話するように努めた。そのうちに、筆者の説得によって食事を口にする試みを患者は始めた。ところが、食事に取り掛かる時間が定まらず、また他の入院患者の視線を気にするため、食事を一人で摂れるように部屋を都合した。また、筆者も同席して食事の介助をすることにした。患者は目の前の食べ物をじっとながめ、そのうち箸でそれらを細かく砕きだす。そして、ゆっくりと食べ物の小片を口に運ぶのであった。そのような日が数日續いた後、患者は食べ物を見ると突然皿を投げたり、叫んだりするようになった。その時に、「食べようとすると、部屋の外のだれかがそれをバカにするようなことをいっている、看護婦さんが自分を見張っているんだ」と筆者に泣きながら語った。被害念慮や幻覚が存在するような言動を患者は示すようになったのである。父親に確認すると、一ヵ月ほど前から家でもときどきそのような言動がみられたとのことであった。そのため抗精神病薬を処方することにし、食事には筆者が必ず附き添い、患者に安心感を持ってもらうように接した。何日かすると患者は食事時にも興奮しなくなり、筆者が患者の箸をとり、それで患者の口に食べ物を持っていくと、患者はそれを拒否しないようになった。このような食事を續けるうちに、患者は自分のことや家族のことをぽつりぽつりと話すようになった。患者は第一子で、両親が仲違いをしており、その間を取り持つために患者が常に気を遣ってきたこと、母親を楽にさせようと努めて妹の世話もしてきたこと、そのために気苦労が絶えなかったことなどを口にした。この頃から、患者は両親特に母親に対して攻撃的になる一方で、母親の調理した食べ物を要求した。そしてそれを病院食の代りに食べるようになり、食事の量も少しずつ増えて行った。

その間筆者は、両親との面接も適宜おこなった。患者の話した内容もさることながら、母親がいつも不安そうな面持ちで面会にくることが、筆者には気になっていたからである。両親との面接をすると、両親は、表向きは仲のよい夫婦を演じてはいるものの、ここ十年ほどしっくりいっていなくて、母親は離婚も考えたりすることもあるといったことが明かになった。父親は離婚まで考えてはいなかったが、母親は本当は離婚したいのだがもし離婚したらその後の生活の目処が立たないし、二人の子どももいるので、離婚にまで至らずいままで来てしまったという思いを持っていた。筆者は患者の状態が少しづつよくなっていること、回復するためには両親の協力が必要であることを説明し、両親の間の冷たい感情を解きほぐそうと試みた。

患者との食事時間の共有と家族との面接を續けるうちに、入院直後の情動不安定も治まり、幻覚や妄想を思わせるような言動もなくなり、また、食事の量も少しづつ増えて行った。入院後約六ヶ月ほどで、患者の体重は四十五キログラムにまで回復し、表情も明るくなった。外泊をしても、家で特に問題も見られないようであった。そして、患者が登校の意欲を示したので、二週間ほど病院から登校を試みた。そして、学校に行っても問題がないことが確認されたので、患者と両親の納得の上で退院となった。

ただ事態は順調には進まなかった。その後しばらくして、受験の時期が近づくと過食の症状が出現した。多量に食べては吐き出すようになったのである。それに伴って、生活のリズムが乱れ、また家の中では身なりを構わなくなった。しばしば赤ん坊のような言動を示し、夜中に母親の寝床に潜りこむこともあった。このように母親に甘える一方で、両親を罵ったり、気に入らないと物を投げるようなことも出現した。さらに、妹に対する攻撃も出現するようになった。両親はそんな患者にどのように対応したらいいのかわからず困惑し、母親も抑うつ状態となってしまった。しかし、患者はこの間も外来に通うことは止めず、友達とのことや今後の夢や現在の状態について筆者とは話していた。筆者は患者の言動の意味を解釈しつつ、両親にそれを説明し、患者を一貫して支持する態度をとった。また、家族が混乱してしまった時には、祖父母の家に一時的に患者が退避する方法もとった。

このような事態が二年續き、症状は一進一退であった。しかし二年間の浪人生活の後、大学に入学でき、自分と両親との関係をある程度客観的に眺められるようになった。またボーイフレンドもできたと筆者に報告してくれた。過食は續いているものの、その程度はかなり穏やかなものになっている。「もう過食やめんといかんと思うねんけどな」と笑いながら話す。現在まだ通院中である。

(e)この症例の簡単な考察

神経性食思不振症の「食べない」という症状には、本當にさまざまな意味が含まれている。青年期になった患者が、学業や友人関係にまつわる失敗をきっかけにして、心の深部に發生した自信喪失や自己評價の低下に対抗するための手段としての意味が、まずある。しかし、それは自己の理想とする姿にない自己に対する懲罰でもあるのだ。そして、そのような自己を生み出した親に対する怒りの意味もそこに含まれている。神経性食思不振症はKierkegaand（1849）の述べた、絶望して自己自身であろうとする死に至る病の一形態なのである。

症状はもっと別の意味にも解釈されうる。この症例の場合、患者は不和な両親の仲を気にし、その間をとりもとうと幼いながら努力をしてきた。しかし、その手段がいつまでも有効であり續けるはずはなかった。患者の發病前には、両親の不和は決定的となっていたのではないか。そして、本人が意図していないにしても、患者の症状は両親を離別させないための手段ともなっていたようである。また、事実かどうかは別にして、両親の不和を感じながらそれまで可愛がっていた妹が、いろんな面で自分よりすぐれており、そのため両親から自分よりも可愛がられていると本人が思うようになっていた。このような考えは本人の自信喪失の表れであり、自己イメージの混乱によってもたらされた思考の歪みでもあるだろう。患者の示す不食を含めたさまざまな症状はこの自己イメージの混乱の結果なのであるが、また、母親の注意を自分に向けさせるための方法でもあったのである。それゆえ本症例の治療を進めるためには、このような錯綜した症例の意味を解きほぐし、そのような意味体系の中で提示されている自己を一旦は解体し、新たな自己を根本から再構築するといった作業がおこなわれなければならない。患者が退行し、激しい攻撃を周囲や自己に向けるのに対して、周囲は安全を確保しつつ、「抱え環境」（[illegible]田橋, 1990）あるいは「包み込む環境」で成長し直しを支えることが、治療の原則となる。つまり、患者の心の深部にある中核自己との治療的接触が必要なのである。そのためこの症例の治療過程で退行現象が出現するのは必然で、治療上も必要なのであった。このような治療をすすめるためには、外来治療だけでは危険なこともあるし、不十分な場合がある。また當然のことながら、治療は治療者だけでおこなえるものではない。家族の協力が必要であるし、ある面で症状の發現の要因でもあった家族に、治療協力者に変化してもらわねばならない。この症例ではははからずも母親もうつ状態となり、別施設で治療を受けることになった。このことはまた父母の間に何らかの変化を齎したはずである。そして、祖父母の協力も得て、この家族は患者の混乱の時期をよく耐えることができたといえる。

治療者と患者の関係に関していえば、治療開始當処の沈黙の時期は、患者の戸惑いと拒否の時期でもあったが、もう一方で治療者の値踏みの時期でもあったと思える。患者は決して自らの状態を否認しているのではない。混乱のさなかにあって、良くなりたいとの思いもあるのだが、その方向に向かうことへの否定的感情が強いため、患者は治療に積極的ではないのである。多分筆者は患者の治療への意志を外来での面接で少しづつではあれ強めて行ったのであるが、それは患者の心の奥の辛さや苦悶を理解しようとする筆者の態度によって可能になったといえる。ただ、これで事態が目に見えて進展するわけではなかった。患者の治療に対する否定的側面を凌いで、積極的側面を引き出すには入院治療が必要であった。そして、患者は入院によって激しい症状を示し、あたかも状態が悪化しているように見えはしたが、それは退行のなせる技であり、ほどよいといえる退行が保障されたことが、この症例での治療の転機となったように思われる。それはこの患者の病態が中核自己ともいうべき心の深部の乱れに関連しており、治療もまたそこに到達する必要があったからである。

この患者の症状は、現在日常生活に支障のない程度になったとはいえ、いまだ過食の傾向は残っている。そして患者はまだまだ成長途上であり、成長のための多くの課題が進路上に出現するであろう。今後家から離れて独立するまで、ある程度治療関係は續けねばならないであろう。安心できる治療関係の中で、時熟を待たねばならない。心の成長は短時間では図れないからである。

この章では、筆者の体験した四例の症例を提示し、症状の持つ意味とその治療に必要な技法の関係を簡単に考察した。その際に症状の發現と関連していると思える心の層と技法の関連についても簡単に触れておいた。症状は身体的変化による不安にすぎないものから、本人の今の境遇と関連した不安や家族の中での位置附けと関連した不安、さらには自己同一性に関連した不安などさまざまなものがあった。これらの不安は、それぞれの個人の積み重ねてきた歴史や考え方や感じ方と深く結びついている。それゆえ、この不安を解消するためには、それらの歴史や考え方や感じ方を検討し、時にはそれらを変化させねばならない。意識にのぼらせることなく、解消できる場合もあれば、意識の上で操作可能な場合もある。さらに、一度は意味体系を解体し、再編せねばならないこともあるであろう。それぞれの場合に応じて、技法が選ばれるべきなのである。だが、われわれはまだ技法と心の病の状態を一対一に対応させて結びつける理論を持てていない。

そのような理論を構築するための試みの一つとして、このような症例の治療過程を提示した。今後はこのような視點に立って、いろいろな症例の治療過程を検討してみることが必要であるし、もっと多くの技法が發案されることも必要である。そのような作業を通して、現在の百花繚乱のごとき心理療法の諸理論は統一的に把握されるであろうし、そのことによってしか、心理療法の理論的進歩はないように思われる。そのようなことを考えつつ、不十分ではあるが、症例の検討を終えることにしよう。

第八章　終わりに

心理療法とは何か。本書でなんども触れたように、個人の内部の意味体系の改変を齎すための一手段である。個人の意味体系は、個体の内部に経験を通して蓄えられた情報と個人の保有する心の構造との関係なのであるが、それは静的なものではなく、環境との相互作用に影響を受けつつ、かつ環境に影響を与えしかも個人の志向性と深く関連する力動的なものである。それゆえその改変は、多くの認知学者が考えているような、ある規則に基づいた記号の書き換えなのではなく、書き換える主体の変化がもっとも必要なのであった。また、個体内部の情報はいくつもの層になって蓄えられており、ときには感情や身体と深く結びついて、個体にとっての価値を付与されていた。だから、意味体系の改変とは、それぞれの情報に個体が与える價値の変換でもあった。これらのことを踏まえると、心理療法は、必然的に個体の意識内部での再体験や再成長を必要とすることとなる。それは、早期幼児期の母子関係から、通常の成人の親密な関係までのさまざまな段階の関係が心理療法の場で必要とされることを意味している。すると、心理療法の一方の柱は、このような関係を造り出すための場の形成であり、もう一方の柱は先に述べた改変を促すための諸々の技法なのである。

現在までさまざまな心理療法の理論や技法が開發されてきた。しかし、それらを統一的に展望する視點をわれわれはまだ持てていないし、心の改変全般を覆いうる理論を生み出せていない。われわれは、本書で、心にさまざまな相があり、それらが心理療法の場で出現する諸現象とどのような関係にあるのか、そしてそれらは治療的にどのような意味を持っているかを明かにしようと努めた。そのために、心の概念の歴史的検討をおこない、また、近年の心の領域に関する学的發展の成果である認知科学での心の概念を概観した。だが、この展望は筆者の力量のせいで、断片的なものに終ってしまった。しかも対象となった文献は筆者の問題意識に合わせて選ばれたものであった。重要な業績が漏れているであろうし、論じた話題が偏りすぎていることも大いにあるであろう。そのため、われわれの考察がきわめて不十分であるだけでなく、根本的な誤りを抱えているかもしれない。讀者の指摘や批判や教示を待ちたい。

本書の試みが、心の改変の技法である心理療法の一般理論の形成のその一歩ともなればと願うが、まだまだ残された課題は多い。われわれは、心的過程が身体に直接影響を及ぼすことを経験的に知ってはいるが、それがどのような過程であるかをまだ知らない。また、逆に身体的な過程が心的過程に影響することも知ってはいるが、それがどのような過程でなされるかも知らない。これらの過程は神経に加えて、ホルモン系や免疫系の関与が示唆されているが、ほとんどまだ未知の領域である。志向性や意図といった生体に固有の機能が物質によってどのように体現されているかも知らない。言い換えれば、ある規則に沿って処理される情報が意味を持つとは、生体や心のどのような状態であるのかをわれわれは知らない。自己が自己を知るとは、どのような情報の処理に基づくのかもまだわかっていない。心は主体的に情報を獲得しつつ、自らそれによって変化する情報処理過程である脳のどのような機能によって形成されるのかも、まったく未明の領域にある。これらの知識が今以上に蓄積されれば、もっと統一的な心理療法の理論が手に入るであろう。だから、本書はやはり中途半端な思索の報告にすぎない。しかし、未明の領域が照し出されるまでにも、われわれは臨床を等閑にはできない。これまでの経験を基にしつつ、新しい個々の経験を心の諸相との関連で捉え、それをできるだけ普遍的な用語で語れるような努力を續けるしかない。本書がその試みの一つとなっているであろうか。ただ従来の心理療法の諸学派が彼らの経験によって得られた特定の心の現象に普遍的な位置を与え、それに基づいて理論を造り上げてきたのに対して、われわれはそのような理論構築の方法から自由であるとだけはいえる。この方向性が正しいとの確信はないが、この道をもう少し先まで歩む努力を續けようと思う。

最後にもう一度道元の語句を引用しておこう。「しるべし、いまいふ古鏡は磨時あり、未磨時あり、磨後あれども、一面に古鏡なり。しかあれば磨時は古鏡の全古鏡を磨するなり。古鏡にあらざる水銀等を和して磨するにあらず。磨自、々磨にあらざれども、磨古鏡なり。未磨時は古鏡くらきにあらず、くろしと道取すれども、くらきにあらざるべし、活古鏡なり。おほよそ鏡を磨して鏡となす。塼を磨して鏡となす。塼を磨して塼となす。鏡を磨して塼となす。磨してなさざるあり、なすことあれども磨すことえざるあり。おなじく佛祖の家業なり」（古鏡、正法眼藏第十九）

あとがき

二年有半が過ぎた今でも、その日の出来事はよく覚えています。東の窓から射し入る日差しも退き、そろそろ昼時、いつもの如く診察机の一隅に高く積まれて一向に減りそうにない診察録の束を視野の端に捉えながら、たった今面接の終わったばかりの患者の薬を処方すべく、コンピューター画面に目を向けました。一瞬いぶかしさに戸惑いました。画面が変なのです。画面の右上方がぎざぎざと歪んでいる。幾度か目をしばたかせ、目を凝らしてみるのですが、やはりぎざぎざの歪みが見えます。オリヴァー・サックスの「偏頭痛大全」の口絵にある要塞型暗點の周囲のぎざぎざ模様を思い起こさせたのです。機械の故障かとの思いが頭を横切りましたが、直後に吐き気を覚えました。急いで処方箋を患者に渡して、自ら血圧を測りました（最近は自動血圧計があり、自分で測れるのです）。血圧計は最高が二百で最低が百三十の数値を表示しました。二度測っても同じ。理由を省みる時間もなく、ともかく降圧剤を服用し、その日の外来診察はあたふたと終えたのでした。翌日もその次の日も血圧は一向に下がる気配はありませんので、翌週意を決して内科を受診しました。一通りの診察が終わった後、医師は「入院ですね」とこともなげに言われ、すばやく病室の手配をされるのでした。

入院すると、若い担当医師の「安静を保ってください」とのおことば。文字通り「起きて半畳、寝て一畳」の生活が始まりました。朝六時半に起床を促す館内放送が響き、夜の九時には消灯の指示がある。規則正しい生活です。しかも、生まれて初めて、豫期せず何もしなくていい時間をたっぷりと手に入れたのです。當人は、体のどこにも痛みやかゆみを感じませんので、半ば気楽なものです。家人に命じて、あれこれ思いつくままに本を病室に運んでもらいました。右側臥位から迎臥位、迎臥位から左側臥位、そして今度は左から右へと、つまりはごろごろと讀書三昧の日々でした。その中で、ジェームズの「宗教的体験の諸相」や道元の「正法眼藏」を讀めたのが、本書を書くきっかけになりました。

入院が二ヵ月、自宅療養が一ヵ月、その間本当に寝てばかりの生活でした。だんだん体に力がなくなり、退院する頃には十分も歩けば息があがるありさまです。そして、脳もまた筋肉であるという行動主義の命題を実感するはめになりました。讀書を一時間も續ければ、文字が頭に入ってこなくなるのでした。ねむけや疲労感はないのですが、頭の中の薄い透明な幕越しに思考している。同じ箇所を何度も目が行き来するのですが、一向に意味が讀み取れないのです。このままでは仕事に復帰できないことは明白でした。体の方は許された範囲で散歩を重ねることとし、頭の方は、ポツリポツリと文章を書くことにしました。本書は、このような小生のリハビリテーションのために書いた文章の集まりから成っています。一応の体裁が整うまでに約二年掛かったことになります。

三ヵ月後に仕事に復帰しましたが、以前のように働くことができない。そのため同僚には仕事上で多くの配慮をいただきました。スタッフの陣容が不完全であった時期であるだけに、多大な負担をかけてしまいました。本書が曲がりなりにもできあがったのは、これら同僚の理解と協力があってのことです。ここに、迷惑をかけたお詫びと共に、ご協力に感謝いたします。

本書の第一次の草稿ができあがった時點で、不備はないものかと、周辺の何人かの人に讀んでもらいました。

その中で、前田寿代先生と岡田俊先生から助言をいただきました。特に前田先生からは「出版したらどうですか」とのおことばをいただきました。ここに両先生にお礼を申しあげます。

それでも本書が出版するに値するものかどうか、小生には自信がありませんでした。そこで、おそるおそる「これこれの内容の原稿を書きましたが、興味はおありでしょうか」と、星和書店の石澤氏に手紙を差し上げました。すると、氏からはすぐに「原稿を送りなさい」とのご返事。期待半分不安半分の気持で、そくそく原稿を郵送しました。一週間ほどすると、再び氏から電話をいただき、「出版してあげましょう。担当は畑中です」とのことでした。本書が日の目を見たのは石澤氏の英断があってのことで、ここに深くお礼を申しあげます。

畑中直子さんとは、別の仕事で顔見知りでありましたが、別に電話をいただき、本の体裁や文字に関して、いろいろと相談に乗っていただきました。特にいくつかの漢字の使用については、賣上げに影響するにもかかわらず、小生のわがままを通していただきました。ご協力ご理解に感謝、お礼申しあげます。

本書の決定稿をものすまでに、第一次草稿の段階から何度か書き直さねばなりませんでした。体力のない小生にはそれがとてもつらい作業でした。そこで書き換えの生じるたびごとに、石坂享代の手を煩すことになりました。享代が小生の讀みにくい字をものともせず繰返し浄書してくれたおかげで出版に回す原稿ができあがりました。ここに紙面を借りて感謝いたします。

後は、星和書店にご迷惑をおかけしないよう、できるだけ多くの讀者が本書を手にとってくれることを祈るばかりです。

平成十四年如月　北野天満宮の梅便りをききつつ

文　献

Adolphs, R. & Tranel, D (2000). Emotion, recognition, and the human amygdala. In Aggleton, J.P. (ed.). *The amygdala: A functional analysis. 2nd ed.* (pp.587-630). Oxford, Oxford University Press.

American Psychiatric Association (1994). *Diagnostic and statistical manual of mental disorders, 4th ed.*. Washigton, American Psychiatric Association.

American Psychiatric Association (1998). Practice guideline for the treatment of patients with panic disorder. *American Journal of Psychiatry,* 155: 5, supplement, 1-34.

Atwood, G.E. & Stolorow, R.D. (1984). *Structures of subjectivity: Explorations in psychoanalytic phenomenology.* Hillsdale, NJ, The Analytic Press.

Bachevalier, J. (2000). The amygdala, social cognition, and autism. In Aggleton, J.P. (ed.). *The amygdala: A functional analysis, 2nd ed.* (pp.507-543). Oxford, Oxford University Press.

Balint, M. (1952). *Primary love and psycho-analitic technique.* London, Tavistock.（森茂起，枡矢和子，中井久夫訳 (1999). 一次愛と精神分析技法．東京，みすず書房.）

Balint, M. (1968). *The basic fault: Therapeutic aspects of regression.* London, Tavistock.（中井久夫訳 (1978). 治療論からみた退行―基底欠損の精神分析―．東京，金剛出版.）

Barlow, W. (1973). *The Alexander technique.* London, A.M. Heath.（伊藤博訳 (1989). アレクサンダー・テクニーク．東京，誠信書房.）

Beck, A.T. (1976). *Cognitive therapy and the emotional disorders.* New York, International University Press.（大野裕訳 (1990). 認知療法―精神療法の新しい發展―．東京，岩崎学術出版.）

Bear, D.M. & Fedio, P. (1977). Quantitative analysis of interictal behavior in temporal lobe epilepsy. *Archives of Neurology,* 34, 454-467.

Bergson, H. (1896). *Matier et mémoire.* Paris, Presses Universitairs de France.（田島節夫訳 (1999). 記憶と物質．東京，白水社.）

Bettleheim, B. (1967). *The empty fortress: Infantile autism and the birth of*

the self. New York, The Free Press. (黒丸正四郎，岡田幸夫，花田雅憲他訳 (1973, 1975). 自閉症，うつろな砦，Ⅰ，Ⅱ. 東京，みすず書房.)

Beutler, L.E., Harwood, T.M. & Caldwell, R. (2001). Cognitive-behavioral therapy and psychotherapy integration. In Dobson, K.S. (ed.). *Handbook of cognitive-behavioral therapies* (pp.138-170). New York, Guilford.

Boden, M.A. (1988). *Computer models of mind: Computational approach in theoretical psychology.* Cambridge, Cambridge University Press.

Bowlby, J. (1969). *Atttachment and loss. vol. 1: Attachment.* New York, Basic Books. (黒田実郎，大羽蓁，岡田洋子訳 (1976). 母子関係の理論Ⅰ：愛着行動. 東京，岩崎学術出版社.)

Brenner, C. (1979). Working alliance, therapeutic alliance, and transference. (深津千賀子，相田勉，中村留貴子訳 (1984). 作業同盟，治療同盟と転移. 日本精神分析協会編訳. 精神分析学の新しい動向―米国精神分析論集 1973-1982―(pp.238-258). 東京，岩崎学術出版.)

Bruner, J.S. (1990). *Acts of meaning.* Cambridge, Mass., Harvard University Press. (岡本夏木，仲渡一美，吉村敬子訳 (1999). 意味の復権―フォークサイコロジーに向けて―. 京都，ミネルヴァ書房.)

Buber, M. (1921). *Ekstatishce Konfessionen gesammelt.* Leipzig, Inzel. (田口義弘訳 (1994). 忘我の告白. 東京，法政大学出版局.)

Buber, M. (1923). *Ich und Du.* Leipzig, Inzel. (植田重雄訳 (1979): 我と汝・対話. 東京，岩波書店.)

Buber, M. (1932). *Zwiesprache.* Berlin, Schocken. (植田重雄訳 (1979): 我と汝・対話. 東京，岩波書店.)

Bugental, J.F.T. (1987). *The art of the psychotherapy: How to develop the skills that take psychotherapy beyond science.* New York, Norton.

Buranelli, V. (1975). *The wizard from Vienna.* London, A.M. Health. (井村浩次，中村薫子訳 (1992). ウィーンから来た魔術師―精神医学の先駆者メスマーの生涯―. 東京，春秋社.)

Carey, S. & Spelke, E. (1994). Domain-specific knowledge and conceptual change. In Hirschfeld, L.A. & Gelman, S.A. (eds.). *Mapping the mind: Domain specificity in cognition and culture* (pp.169-200). Cambridge, Cambridge University Press.

Carlson, E.A. (1998). A prospective longitudinal study of attachment

disorganization / disorientation. *Child Development*, 69, 1107-1128.

Chomsky, N. (1980). *Rules and representation.* New York, Columbia University Press. (井上和子，神尾昭雄，西山祐司訳 (1984). ことばと認識—文法からみた人間知性—. 東京，大修館書店.)

Churchland, P.M. (1989). On the nature of theories: A neurocomputational perspective. In Savage, W. (ed.) *Scientific theories: Minnesota studies in the philosophy of science*, 14. Reprinted in Haugeland, J. (ed.) (1997). *Mind design II: Philosophy, psychology, artificial intelligence revised and enlarged edition* (pp.251-292). Cambridge, Mass., The MIT Press.

Churchland, P.M. (1995). *The engine of reason, the seat of the soul: A philosophical journey into the brain.* Cambridge, Mass., The MIT Press. (信原幸弘，宮島昭二訳 (1997): 認知哲学—脳科学から心の哲学へ—. 東京，産業図書.)

Clark, A. (1992). The presence of a symbol. *Connection Science*, 4, 193-205. Reprinted in Haugeland, J. (ed.) (1997). *Mind design II: Philosophy, psychology, artificial intelligence revised and enlarged edition* (pp.377-393). Cambridge, Mass., The MIT Press.

Clark, A. (1997). *Being there: Putting brain, body, and world together again.* Cambridge, Mass., The MIT Press.

Clark, D.M. (1989). Anxiety states: Panic and general anxiety. In Hawton, K., Salkvskis, P,M., Kirk, J. et al. (eds.). *Cognitive behaviour therapy for psychiatric problems: A practical guide* (pp.52-56). Oxford, Oxford University Press.

Daly, D. (1958). Ictal affect. *American Journal of Psychiatry*, 115, 97-108.

Damasio, A.R. (1994). *Descartes' error: Emotion, reason, and the human brain.* New York, Putnam.(田中三彦訳 (2000). 生存する脳—心と脳と身体の神秘—. 東京，講談社.)

Damasio, A. (1999). *The feeling of what happens: Body, emotion and the making of consciousness.* London, William Heinemann.

Darwin, C. (1881). *The formation of vegetable mould, through the action of worms, with observations on their habits.* London, Murray. (渡辺弘之訳 (1994). ミミズと土. 東京，平凡社.)

Dawson, M.R.W. (1998). *Understanding cognitive science.* Oxford, Blackwell.

de La Mettrie, J.O. de (1747). *L'homme-machine.* Reiden, Elie Luzac.(杉本捷

夫訳 (1932). 人間機械論. 東京, 岩波書店.)
DeRubeis, R.J., Tang, T.Z. & Beck, A.I. (2001). Cognitive therapy. In Dobson, K.S.(ed.). *Handbook of cognitive-behavioral therapies, 4th ed.* (pp.349-392). New York, Guilford.
Descartes, R. (1637). *Discours de la méthode: La dioptique, les météores et la géométrie.* (野田又夫訳 (1967). 方法序説. 野田又夫編集 : 世界の名著 22 デカルト (pp.161-122). 東京, 中央公論社.)
Descartes, R. (1644). *Principia philosophiae.* (井上庄七・水野和久訳 (1967). 哲学の原理. 野田又夫編集 : 世界の名著 22 デカルト (pp.309-408). 東京, 中央公論社.)
Descartes, R. (1649). *Passions de l'ame.* (野田又夫訳 (1967). 情念論. 野田又夫編集 : 世界の名著 22 デカルト (pp.409-519). 東京, 中央公論社.)
Dennett, D.C. (1971). Intentional systems. *The Journal of Philosophy,* 68, 87-106. Reprinted in Lyons, W. (ed.) (1995): *Modern Philosophy of mind* (pp.191-213). London, Everyman.
Dennett, D.C. (1987). *The intentional stance.* Cambridge, Mass., The MIT Press. (若島正, 河田学訳 (1996). 志向性の哲学—人は人の心を読めるのか?—. 白揚社.)
Dennett, D.C. (1991). *Consciousness explained.* Boston, Little Brown. (山口泰司訳 (1998). 解明される意識. 東京, 青土社.)
Dobson, K.S. & Dozois, D.J.A. (2001). Historical and philosophical bases of the cognitive-behavioral therapies. In Dobson, K.S. (ed.). *Handbook of cognitive-behavioral therapies* (pp.3-39). New York, Guilford.
ドフトエフスキー (1868). 白痴. 米川正夫訳 (1965): ロシアソビエト文学全集 第 12 巻. 東京, 平凡社.
道元 (1243). 正法眼蔵. 寺田透, 水野弥穂子校注 (1970): 日本思想体系 12, 道元 上, 東京, 岩波書店.
Eccles, T.C. (1982). How the self acts on the brain. *Psychoneuroendocrinoogy,* 7, 271-283.
Edelman, G.M. & Tononi, G. (2000). *Consciousness: How matter becomes imagination.* London, Penguin.
Ellenberger, H.F. (1970). *The discovery of the unconsicous: The history and evolution of dynamic psychiatry.* New York, Basic Books. (木村敏, 中井久夫監訳 (1980). 無意識の發見—力動精神医学發達史—上. 東京, 弘

文堂.）

Erickson, M.H. & Rossi, E.L. (1979). *Hypnotherapy: An exploratory case book.* New York, Irvington.

Erikson, E.H. (1959). *Identity and the life cycle.* New York, International Universities Press.（小此木啓吾訳編 (1973). 自我同一性―アイデンティティとライフサイクル―. 東京，誠信書房.）

Feuerbach, L. (1866). *Über Spritualismus und Materialismus, besonders in Beziehung auf die Willensfreiheit.*（桝田啓三郎訳 (1962). 唯心論と唯物論. 東京，角川書店.）

Field, T.M., Woodson, R., Greenberg, R. & Cohen, D. (1982). Descrimination and imitation of facial expressions by neonates. *Science*, 218, 179-181.

Fishman, D.B. & Franks, C.M. (1992). Evolution and differentiation within behevior therapy: A theoretical and epistemological review. In Freedheim, D.K. (ed.). *History of psychotherapy: A century of change* (pp.159-196). Washington, DC, American Psychological Association.

Fodor, J. (1983). *The modularity of mind.* Cambridge, Mass., The MIP Press.

Fodor, J. (2000). *The mind doesn't work that way: The scope and limits of computational psychology.* Cambridge, Mass., The MIT Press.

Fodor, J. & Pylyshyn, Z.W. (1988). Connectionism and cognitive architecture: A critical analysis. *Cognition*, 28, 3-71. Reprinted in Haugeland, J. (ed.) (1997). *Mind design II: Philosophy, psychology, artificial intelligence revised and enlarged edition* (pp.309-350). Cambridge, Mass., The MIT Press.

Frege, G. (1892). Über Sinn und Bedeutung. *Zeitschrift für Philosophie und philosophische Kritik*, 100, 25-50.（藤村龍雄訳 (1988). 意義と意味について. フレーゲ哲学論文集 (pp.33-63). 東京，岩波書店.）

Freud, S. (1904). Über Psychotherapie. 小此木啓吾訳 (1969). 精神療法について. 改訂版フロイド選集第 15 巻　精神分析療法 (pp.13-32). 東京，日本教文社.

Freud, S. (1912a). Zur Dynamik der Übertragung.（小此木啓吾訳 (1969). 感情転移の力動性について. 改訂版フロイド選集第 15 巻　精神分析療法 (pp.74-90). 東京，日本教文社.）

Freud, S. (1912b). Ratschläge für den Arzt bei der psychoalalytischen

Behandlung.（小此木啓吾訳(1969). 分析医に対する分析治療上の注意. 改訂版フロイド選集第 15 巻　精神分析療法(pp.91-106). 東京，日本教文社.）

Freud, S. (1913). Zur Einleitung de Behandlung.（小此木啓吾(1969). 分析治療の開始について. 改訂版フロイド選集第 15 巻　精神分析療法(pp.118-156). 東京，日本教文社.）

Freud, S. (1914). Erinnern, Wiederholen und Durcharbeiten.（小此木啓吾訳(1969). 想起，反復，徹底操作. 改訂版フロイド選集第 15 巻　精神分析療法(pp.157-171). 東京，日本教文社.）

Freud, S. (1915). Das Unbewusste.（井村恒郎訳(1970). 無意識について. 改訂版フロイド選集 第 4 巻　自我論(pp.189-238). 東京，日本教文社.）

Freud, S. (1916). Trauer und Melancholie.（加藤正明訳(1969). 悲哀とメランコリー. 改訂版フロイド選集第 10 巻 不安の問題(pp.123-146). 東京，日本教文社.）

Freud, S. (1917). Vorlesungen zur Einführung in die Psychoanalyse.（井 村恒郎，馬場謙一訳(1970). 改訂版フロイド選集第 2 巻　精神分析入門下. 東京，日本教文社.）

Freud, S. (1923). Das Ich und das Es.（井村恒郎訳(1970). 自我とエス. 改訂版フロイド選集第 4 巻　自我論(pp.239-302). 東京，日本教文社.）

Freud, S. (1940). Abriss der Psychoanalyse.（小此木啓吾訳(1969). 精神分析概説. 改訂版フロイド選集第 15 巻　精神分析療法(pp.306-408). 東京，日本教文社.）

Friedman, L. (1969). The therapeutic alliance. *International Journal of Psycho-Analysis*, 50, 139-153.

Galin, D. (1974). Implication for psychiatry of left and right cerebral specification: A neurophysiological context for unconcious processes. *Archives of General Psychiatry*, 31, 572-583.

Gazzaniga, M.S. (1967). The split brain in man. *Scientific American*, 217, 24-29.

Gibson, J.J. (1979). The ecological approach to visual perception. Boston, Houghton.（古崎敬，古崎愛子，辻敬一郎他訳(1985). 生態学的視覚論—ヒトの知覚世界を探る—. 東京，サイエンス社.）

Gill, M.M. (1983). The interpersonal paradigm and the degree of the therapists involvement. *Contemporary Psychoanalysis*, 19, 202-237.

Reprinted in Wolotein, B. (ed.) (1988). *Essential paper on counter transference* (pp.305-338). New York, New York University Press.

Goldman, A.T. (1995). Empathy, mind, and morals. In Davies, M. & Stone, T. (eds.). *Mental simulation* (pp.185-208). Oxford, Blackwell.

Goodale, M.A., Milner, A.D., Jakobson, L.S. et al. (1991). A neurological dissociation between perceiving objects and grasping them. *Nature*, 349, 154-156.

Goshen, C.G. (1967). *Documentary history of psychiatry: A source book on historical principles*. London, Vision.

Grünbaum, A.D. (1986). Précis of the foundations of Psychoanalysis: A philosophical critique. *The Bahavioral and Brain Sciences*, 9, 217-284.

Guntrip, H.J.S (1971). *Psychoanalytic theory, therapy, and the self.* New York, Basic, Books.（小此木啓吾，相瀬宏隆訳 (1981). 対象関係論の展開. 東京，誠信書房.）

Hassan, S. (1988). *Combatting cult mind control.* Rochester, Park Street Press.（浅見定雄訳 (1993). マインド・コントロールの恐怖. 東京，恒友社.）

服部正明，上山春平 (1970). 仏教の思想 第 4 巻 認識と超越＜唯識＞. 東京，角川書店.

Hawton, K., Salkovskis, P.M., Kirk, J. et al. (eds.) (1989). *Cognitive behaviour therapy for psychiatric problems.* Oxford, Oxford University Press.

Hegel, G.W.F. (1807). *Phänomenologie des Geists.* Bamberg, Joseph Anton Goebhardt.（長谷川宏訳 (1999). 精神現象学. 東京，作品社.）

ヒポクラテス (1963). 神聖病について. 小川政恭訳. 古い医術について (pp.38-58). 東京，岩波書店.

平井富雄 (1960). 坐禅の脳波的研究―集中的緊張開放による脳波変化―. 精神神経学雑誌，62，76-105.

廣松渉 (1972). 世界の共同主観的存在構造. 東京，勁草書房. 再刊 (1991). 東京，講談社.

Humphrey, N. (1992). *A history of the mind.* London, Chatto and Windus.

Hundert, E.M. (1989). *Philosophy, psychiatry, and neuroscience: Three approaches to the mind.* Oxford, Clarendon.

Husserl, E. (1931). *Cartesianische Meditations: Eine Einleitung in die*

Phänomenologie.（舟橋弘訳(1970)．デカルト的省察．細谷恒夫編．世界の名著51 ブレンタノー・フッサール(pp.172-353)．東京，中央公論社.）

Husserl, E. (1950). *Ideen: Zu einer reinen Phänomenologie und phänomenologischen Philosophie, erstes Buch allgemeine Einführung in die reine Phänomenologie.* Haag, Martinus Nijhoff.（渡辺二郎訳(1984)．イデーンI-I，純粋現象学と現象学的哲学のための諸構想　第1巻 純粋現象学への全般的序論．東京，みすず書房．および渡辺二郎訳(1984)．イデーンI-II，純粋現象学と現象学的哲学のための諸構想　第1巻　純粋現象学への全般的序論．東京，みすず書房.）

市川浩(1975)．精神としての身体．東京，勁草書房.

伊藤精英(1994)．Tauの意味論―音による豫期的知覚―．現代思想，22-13(11)，178-187.

飯倉康郎，山上敏子(1999)．行動療法．岩崎徹也，小出浩之編．臨床精神医学講座15 精神療法(pp.251-272)．東京，中山書店.

池上貴美子(1999)．模倣することの意味．正高信男編．赤ちゃんの世界(pp.73-114)．京都，ミネルヴァ書房.

生田孝，濱中淑彦(1999)．脳と心との関係について―精神医学の立場から―．濱中淑彦，倉知正佳編．臨床精神医学講座21 脳と行動(pp.226-232)．東京，中山書店.

Inglis, B. (1989). *Trance: A natural history of altered states of mind.* London, Curtis Brown.（笠原敏雄訳(1994)．トランス―心の神秘を探る―．東京，春秋社.）

石坂好樹(1998)．精神療法の基礎学序説―こころの病とその治療の構造的解明にむけて―．東京，金剛出版.

石坂好樹(1999)．精神療法の成立基盤あるいは構成要素．岩崎徹也，小出浩之編：臨床精神医学講座15，精神療法(pp.3-17)．東京，中山書店.

井筒俊彦(1980)．イスラーム哲学の原像．東京，岩波書店.

井筒俊彦(1983)．意識と本質―精神的東洋を索めて―．東京，岩波書店．再刊(1992): 井筒俊彦著作集6 意識と本質―東洋的思惟の構造的整合性を索めて―．東京，中央公論社.

井筒俊彦(1993)．意識の形而上学―「大乗起信論」の哲学―．東京，中央公論社.

Jacob, P. (1997). *What mind can do: Intentionality in a non-intentional world.* Cambridge, Cambridge University Press.

James, W. (1892). *Psychology: Briefer course.* London, MacMillan.（今田寛訳 (1992). 心理学 上. (1993). 心理学 下. 東京, 岩波書店.）
James, W. (1902). *Varieties of religious experience.* New York, Longman.（比屋根安定訳 (1957). 宗教経験の諸相—人間性の研究—. 東京, 誠信書房.）
Janet, P. (1923). *La médecine psychologique.* Paris, Ernest Flammarion.（松本雅彦訳 (1881). 心理学的医学. 東京, みすず書房.）
Jung, C.C. & Wilhelm, R. (1929). *Das Geheimnis der goldenen Blute: Ein chinesische Lebensbuch.* Olten, Wlater.（湯浅泰雄定方昭夫訳 (1980). 黄金の華の秘密. 京都, 人文書院.）
門脇佳吉 (1991). 禅仏教とキリスト教神秘主義. 東京, 岩波書店.
神田橋條治 (1990). 精神療法面接のコツ. 東京, 岩崎学術出版.
Kant, I. (1781). *Kritik der reinen Vernunft.*（篠田英雄訳 (1961). 純粋理性批判, 上, 中, 下. 東京, 岩波書店.）
Kant, I. (1798). 坂田徳男訳 (1952). 人間学. 東京, 岩波書店.
Karmiloff-Smith, A. (1992). *Beyond modularity: A developmental perspective in cognitive science.* Cambridge, The MIT Press.（小島康次, 小林好和監訳 (1997). 人間發達の認知科学—精神のモジュール性を超えて—. 京都, ミネルヴァ書房.）
Kierkegaard, S. (1849). 桝田啓三郎訳 (1966). 死に至る病. 桝田啓三郎編. 世界の名著 40 キルケゴール (pp.425-585). 東京, 中央公論社.
河合隼雄編 (2001). 講座心理療法第 7 巻, 心理療法と因果的思考. 東京, 岩波書店.
木村敏 (1990). 分裂病と他者. 東京, 弘文堂.
北山修 (1999). 対象関係論. 岩崎徹也, 小出浩之編 : 臨床精神医学講座 15 精神療法 (pp.35-51). 東京, 中山書店.
小林勝人訳注 (1968). 孟子上, 下. 東京, 岩波書店.
Kohut, H. (1984). *How does analysis cure?* Chicago, The University of Chicago Press.（本城秀次, 笠原嘉監訳 (1995). 自己の治癒. 東京. みすず書房.）
Kolb, F.C. & Braun, J. (1995). Blindsight in normal observers. *Nature*, 377, 336-339.
小西正一 (1994). 小鳥はなぜ歌うのか. 東京, 岩波書店.
鯨岡峻 (1999). 関係發達論の構築—間主観的アプローチによる—. 京都, ミ

ネルヴァ書房.
蔵内宏和，前田重治(1960). 現代催眠学—暗示と催眠の実際—. 東京，慶應通信.
空海(797). 三教指帰. 渡邊照宏，宮坂宥勝校注(1965). 日本古典文学大系71 三教指帰 性霊集(pp.83-148). 東京，岩波書店.
空海(830). 秘密曼陀羅十住心論. 弘法大師空海全集編輯委員会編輯(1983). 弘法大師空海全集 第一巻. 東京，筑摩書房.
桑原知子(2001). 症状のもつ「意味」について. 河合隼雄編集. 講座心理療法第7巻. 心理療法と因果的思考(pp.73-121). 東京，岩波書店.
LeDoux, J.E., Wilson, D.H. & Gazzaniga, M.S. (1977). A devided mind : Observations on the conscious properties of the separated hemispheres. *Annals of Neurology*, 2, 417-421.
Leiber, J. (1991). *An invitation to cognitive science.* Cambridge, Mass., Basil Blackwell.（今井邦彦訳(1994). 認知科学への招待—チューリングとウィトゲンシュタインを道しるべとして—. 東京，新曜社.）
Lenneberg, E.H. (1967). *Biological foundations of language.* New York, Wiley.
Levi-Strauss, C. (1958). *Anthropologie structurale.* Paris, Libraire Plon.（荒川幾男，生松敬三，川田順直他訳(1972). 構造人類学. 東京，みすず書房.）
Libet, B. (1965). Cortical activation in conscious and unconscious experience. *Perspectives in Biology and Medicine*, 9, 77-86.
Libet, B. (1985). Unconscious cerebral initiative and the role of conscious will in voluntary action. *The Behavioral and Brain Sciences*, 8, 529-566.
Libet, B., Gleason, C.A., Wright, E.W. et al. (1983). Time of conscious intention to act in relation to onset of cerebral activity (reddiness-potential). *Brain*, 106, 623-642.
Libet, B., Wright, E.W., Feinstein, B. et al. (1979). Subjective referral of the timing for a conscious sensory experience: A functional role for the somato-sensory specific projection system in man. *Brain*, 102, 193-224.
Luborsky, L. (1984). *Principles of psychoanalytic psychotherapy: A manual for supportive expressive treatment.* New York, Basic Books.（竹友安彦監訳(1990). 精神分析的精神療法の原則—支持的-表出法マニュアル—. 東京，岩崎学術出版.）

McGinn, C. (1989). Can we solve the mind-body problem? *Mind*, 98, 349-366. Reprented in Lyons, W. (ed.) (1995). *Modern philosophy of mind* (pp.272-295). London, Everyman.

Marr, D. (1982). *Vision: A computational investigation into the human presentation and processing of visual information.* New York, Freeman.（乾敏郎，安藤広志訳 (1987). ビジョン―視覚の計算理論と脳内表現―．東京，産業図書.）

Maslow, A.H. (1964). *Religions, values and peak-experiences.* Columbus, Ohio, Ohio State University Press.（佐藤三郎，佐藤全弘訳 (1972). 創造的人間―宗教　価値　至高体験―．東京，誠信書房.）

Maslow, A.H. (1971). *The farther reaches of human nature.* New York, Viking Press.（上田吉一訳 (1973). 人間性の最高価値．東京，誠信書房.）

増山真緒子 (1991). 表情する世界＝共同主観性の心理学―ことば・自我・知覚―．東京，新曜社.

Meltzoff, A.N. & Moore, M.K. (1977). Imitation of facial and manual gestures by human neonates. *Science*, 198, 75-78.

Merleau-Ponty, M. (1945). *Phênomênologie de la perception.* Paris, Galliard.（竹内芳郎，小木貞孝訳 (1967). 知覚の現象学 1．東京，みすず書房．竹内芳郎，木田元，宮本忠雄訳 (1974). 知覚の現象学 2．東京，みすず書房.）

Mesmer, A. (1779). Mémoire sur la découverte du magnétisme animal.（吉永進一訳 (1992). 動物磁気發見についての回想録.）In Buranelli, V. (1975). *The wizard from Vienna.* Londo, A.M. Health.（井村浩次，中村薫子訳 (1992). ウィーンから来た魔術師―精神医学の先駆者メスマーの生涯―(pp.369-381). 東京，春秋社.）

茂木健一郎 (1997). 脳とクオリア―なぜ脳に心が生まれるか―．東京，日経サイエンス社.

Nagel, T. (1974). What is it like to be a bat? *Philosophical Reveiw*, 83, 435-451. Reprinted in Lyons, W. (ed.) (1995). *Modern philosophy of mind* (159-174). London, Eveyman.

中島節夫 (1999). 催眠療法（自律訓練法を含む）．岩崎徹也，小出浩之編：臨床精神医学講座 15 精神療法 (pp.135-154). 東京，中山書店.

成田善弘 (1993). 精神療法の経験．東京，金剛出版.

Nelkin, N. (1996). *Consciousness and the origins of thought.* Cambridge, Cambridge University Press.

Nelson, S. & Carver, L.J. (1998). The effects of stress and trauma on brain and memory: A view from developmental cognitive neuroscience. *Development and Psychopathology,* 10, 793-809.

Newell, A. & Simon, H.A. (1976). Computer science and empirical inquiry: Symbols and search. *Communications of the Association for Computing Machinery,* 19, 113-126. Reprinted in Haugeland, T. (ed.) (1997). *Mind design, II: Philosophy, psychology, artificial intelligence* (pp.87-110). Cambridge, Mass., The MIT Press.

信原幸弘 (1998). クオリアからみた心と脳. 心理学評論, 41, 230-240.

信原幸弘 (1999). 心の現代哲学, 東京, 勁草書房.

Nørretranders, T. (1991). *The user illusion: Getting conciousness down to sige.* Translated by Sydenham, J. (1998): London, Penguin Books.

岡野憲一郎 (1999). 新しい精神分析理論―米国における最近の動向と「提供モデル」―. 東京, 岩崎学術出版社.

小俣和一郎 (1998). 精神病院の起源. 東京, 太田出版.

大森曹玄訳 (1974). 永嘉証道歌. 西谷哲治, 柳田聖山編 : 禅家語録II (pp.113-127). 東京, 筑摩書房.

大野裕, 小野田直子, 三谷美津江 (1999). 認知療法. 岩崎徹也, 小出浩之編 : 臨床精神医学講座 15 精神療法 (pp.273-285). 東京, 中山書店.

Orange, D.M., Atwood, G.A. & Stolorow, R.D. (1997). *Working intersubjectively: Contextualism in psychoanalytic practice.* Hillsdale, NJ, The Analytic Press. (丸山俊彦, 丸山郁子訳 (1999). 間主観的な治療の進め方―サイコセラピーとコンテクスト理論―. 東京, 岩崎学術出版.)

Orne, M.T., Dinges, D.F. & Bloom, P.B. (1995). Hypnosis. In Kaplan, H.I. & Sadoch, B.J.(eds.). *Comprehensive textbook of psychiatry, volume 2, six edition* (1807-1821). Baltimore, Williams & Wilkins.

苧阪直行 (1997). 脳と意識 ; 最近の研究動向―脳と視覚的アウエアネス―. 苧阪直行編. 脳と意識 (pp.1-44). 東京, 朝倉書店.

苧阪直行 (1998). 心と脳の科学. 東京, 岩波書店.

Penrose, R. (1989). *The emperor's new mind. Concerning computers, minds, and the laws of physics.* Oxford, Oxford University Press. (林一訳 (1994):

皇帝の新しい心—コンピューター，心，物理法則—．東京，みすず書房.）

Penrose, R. (1994). *Shadow of mind.* Oxford, Oxford University Press.

Phelps, J.L., Belsky, J. & Crnic, K. (1998). Earned security, daily stress, and parenting: A comparison of five alternative models. *Development and Psychopathology,* 10, 21-38.

Pinker, S. (1994). *The language instinct: The new science of language and mind.* London, Penguin.

Piper, W.E., Azin, H.F.A., Toyce, A.E. et al. (1991). The tranceference interpretation, therapeutic alliance, and outcome in short-term individual psychotherapy. *Archives of General Psychiatry,* 48, 946-953.

プラトン (1979). 国家（下） 藤沢今夫訳．東京，岩波書店.

プラトン (1998). パイドン．岩田清夫訳．東京，岩波書店.

Premack, D. & Woodruff, G. (1978). Does chimpanzee have a theory of mind? *The Behavioral and Brain Sciences,* 3, 515-526.

Pöppel, E., Held, R. & Frost, D. (1973). Residual visual function after brain wounds involving the central visual pathways in man. *Nature,* 243, 295-296.

Popper, K.R. & Eccles, J.C. (1977). *The self and its brain.* Berlin, Springer Verlag. （西脇与作訳 (1986). 自我と脳 上．東京，思索社.）

Post, R.M., Weiss, S.R., Li, M. et al. (1998). Neural plasticity and emotinal memory. *Development and Psychopathology,* 10, 829-855.

Puccetti, R. (1981). The case for mental duality: Evidence from split-brain data and other considerations. *The Behavioral and Brain Sciences,* 4, 83-123.

Pylyshyn, Z. (1984). *Computation and cognition: Toward a foundation for cognitive science.* Cambridge, Mass., The MIT Press.

Racker, H. (1968). *Transference and countertransference.* London, Hogath. （坂口信貴訳 (1982). 転移と逆転．東京，岩崎学術出版.）

Ramachandran, V.S & Blakeslee, S. (1998). *Phantoms in the brain: Probing the mysteries of the human mind.* New York, Wiillam Morrow.

Robinson, D.N. (1982). Cerebral plurality and the unity of self. *American Psychologist,* 37, 904-910.

Rogers, C.R. (1942). *Counseling and psychotherapy: Newer concepts in practice.* Boston, Houghton Mifflin.

Rogers, C.R. (1951). *Client-centered therapy: Its current practice, implications, and theory.* London, Constable.

Rogers, L.J. (1997). *Mind of their own: Thinking and awareness in animals.* Boulder, Westview.

Rossi, E.L. & Cheek, D.B (1988). *Mind-body therapy: Method of idiodynamic healing in hypnosis.* New York, Norton.

Russell, B. (1921). *The analysis of mind.* London, George Allen & Unwin.

斎藤稔正 (1987). 催眠法の実際. 大阪, 創元社.

坂本満 (1992). 越論的相互主観性と他者の問題―「客観的世界の構成」と「自己移入論」を中心として―. 新田義弘, 宇野昌人編. 他者の現象学―哲学と精神医学からのアプローチ― (pp.221-248). 東京, 北斗出版.

佐々木正人 (1987). からだ―認識の原点―. 東京, 東京大学出版会.

佐々木正人, 鈴木健太郎 (1994). 行為の中心にあること. 心理学評論, 37, 454-472.

澤口俊之 (1997). 自己意識の問題. 苧阪直行編. 脳と意識 (pp.221-241). 東京, 朝倉書店.

Schrödinger, E. (1944). *What is life ? : The physical aspect of the living cell.* Cambridge, Cambridge University Press. (岡小天, 鎮目恭夫訳 (1951). 生命とはなにか―物理的にみた生細胞―. 東京, 岩波書店.)

Schrödinger, E. (1958). *Mind and matter.* Cambridge, Cambridge University Press. (中村量空訳 (1987). 精神と物質―意識と科学的世界像をめぐる考察―. 東京, 工作舎.)

Scott, A. (1995). *Stairyway to the mind: The controversial new science of consciousness.* New York, Springer. (伊藤源石訳 (1997). 心の階梯. 東京, 産業図書.)

Searle, J.R. (1980). Minds, brains, and programs. *The Behavioral and Brain Sciences,* 1, 417-428. Reprinted in Haugeland, J. (ed.) (1997). *Mind design II: Philosophy, psychology, artificial intelligence* (pp.182-204). Cambridge, Mass., Cambridge University Press.

扇谷明 (1993). 情動と側頭葉てんかん. 東京, 医学書院.

下條信輔 (1995). 視覚の冒険―イリュージョンから認知科学へ―. 東京, 産業図書.

下山晴彦 (2000). 心理臨床の基礎 1　心理臨床の發想と実践. 東京, 岩波書店.

霜山徳爾 (1989). 素足の心理療法. 東京, みすず書房.

品川嘉也 (1982). 意識と脳─精神と物質の科学哲学─. 東京, 紀伊國書店.

Siegel, D.J. (1999). *The developing mind: Toward a neurobiology of interpersonal experience.* Gurlford, New York.

白川静 (1987). 文学逍遥. 東京, 平凡社.

Skinner, B.F. (1974). *About beheviorism.* London, Penguin Books.

Smolensky, P. (1989). Connectionist modeling: Neural computation/mental connections. In Nadel, L., Cooper, L.A., Culicover, P. et al. (eds.) *Neural connections, mental computation.* Cambridge, Mass., The MIT Press. Reprinted in Haugeland, J. (ed.) (1997). *Mind design II: Philosophy, psychology, artificial intelligence revised and enlarged edition* (pp.233-250). Cambridge, Mass., The MIT Press.

曹渓恵能 (1972). 六祖壇経. 柳田聖山訳. 西谷啓治, 柳田聖山編. 世界古典文学全集 36A 禅家語録 I 1 (pp.67-180). 東京, 筑摩書房.

Spelke, E.S. (1990). Principles of object perception. *Cognitive Science,* 14, 29-56.

Sperber, D. (1994). The modularity of thought and the epidemiology of representations. In Hirschfeld, L.A. & Gelmain, S.A. (eds.). *Mapping the mind: Domain specificity in cognition and culture* (pp.39-67). Cambridge, Cambridge University Press.

Sperry, R.W. (1968). Hemisphere deconnection and unity in conscious awareness. *American Psychologist,* 23, 723-733.

Spiegel, H., Greenleaf, M. & Spiegel, P. (2000). Hyponosis. In Kaplan, H.I. & Sadock, B.J. (eds.). *Comprehensive textbook of psychiaty 7th edition CP version.* Lippincotto, Willams & Wilkins.

Springer, S.P. & Deutsch, G. (1993). *Left brain, right brain, 4th ed..* New York, Freeman. (福井圀彦, 河内十郎監訳 (1997). 左の脳と右の脳. 東京, 医学書院.)

Staal, F. (1975). *Exploring mysticism.* London, Penguin Books. (秦本融, 江島惠教, 宮元啓一訳(1985). 神秘主義の探究─方法論的考察─. 東京, 法政大学出版局.)

Stern, D.N. (1985). *The interpersonal world of the infant: A rewiew from psychoanalysis and developmental psychology.* New York, Basic Books. (小此木啓吾, 丸太俊彦監訳 (1989). 乳児の対人世界, 理論編. 東京, 岩崎学術出版.)

寺田透 (1970).『正法眼蔵』の思想の構造. 寺田透, 水野弥穂子校注：道元, 上 (pp.511-575). 東京, 岩波書店.

Sullivan, H.S. (1953). *The interpersonal theory of psychiatry.* New York, Norton.（中井久夫, 宮崎隆吉, 高木敬三他訳 (1990). 精神医学は対人関係論である. 東京, みすず書房.）

Sullivan, H.S. (1954). *The psychiatric interview.* New York, Norton.（中井久夫, 松川周二, 秋山剛 他訳 (1986). 精神医学的面接. 東京, みすず書房.）

竹内敏晴 (1975). ことばが劈かれるとき. 東京, 思想の科学社.

Tellenbach, H. (1976). *Melancholie: Problemgeschichte, Endogenat, Typologie, Pathogenese, Klinik., Dritte, erweiterte Auflage.* Berlin, Springer Verlag.（木村敏訳 (1978). メランコリー. 東京, みすず書房.）

天台智顗 (1966). 摩訶止観. 関口真大校注. 摩訶止観―禅の思想原理―. 東京, 岩波書店.

Thuillier, J. (1988). *Franz Anton Mesmer ou l'extase magnétique.* Paris, Robert Laffont.（高橋純, 高橋百代訳 (1992). 眠りの魔術師メスマー. 東京, 工作舎.）

苫米地英人 (2000). 洗脳原論. 東京, 春秋社.

トルストイ (1882). 懺悔. 原久一郎訳 (1935). 東京, 岩波書店.

トルストイ (1899). 復活. 中村白葉訳 (1979). 東京, 岩波書店.

Turing, A.M. (1959). Computing machinery and intelligence. *Mind*, 59, 433-460. Reprinted in Haugeland, J. (ed.) (1997). *Mind design II：Philsophy, psychology, artificial intelligence* (pp.29-56). Cambridge, Mass., Cambridge University Press.

Tye, M. (1995). *Ten problems of consciousness: A representational theory of the phenomenal mind.* Cambridge, Mass., The MIT Press.

宇井伯寿, 高崎直道訳注 (1994). 大乗起信論. 東京, 岩波書店.

Wall, T.W. (1984). Hypnotic phenomena. In Wester, E.O. & Smith, A.H. (eds.). *Clinical hyponosis: A multidisciplinary approach* (pp.57-72). Philaderphia, Lippincott.

Watson, J.B. (1913). Psychology as the behabiorist views it. *The Psychological Review*, 20, 158-177. Reprinted in Lyons, W. (ed.) (1995). *Modern philosophy of mind* (pp.24-42). London, Everyman.

Watson, J.B. (1914). *Behavior: An introduction to comparative psychology.*

New York, Henry Holt.

Weiskrantz, L. (1997). *Conciousness lost and found.* Oxford, Oxford University Press.

Weiskrantz, L., Warrington, E.K., Sanders, M.D. et al. (1974). Visual capacity in the hemianoptic field following a restricted occipital ablation. *Brain*, 97, 709-728.

Weizsäcker, V. von (1940). *Der Gestaltkeis: Theorie der Einheit von Wahrnehmen und Bewegen.* Stuttgart, Georg Thieme.（木村敏，浜中淑彦訳 (1975). ゲシュタルトクライシス―知覚と運動の人間学―．東京，みすず書房.）

Wilson, C. (1972). *New pathways in psychology: Maslow & post revolution.* London, Gollanz.（由良君美，四方田犬彦訳 (1979). 至高体験―自己実現の心理学―．東京，河出書房新社.）

Winnicott, D.W. (1965). *The maturational processes and the facilitating environment.* London, The Hogarth Press.（牛島定信訳 (1977). 情緒発達の精神分析理論―自我の芽ばえと母なるもの―．東京，岩崎学術出版.）

Wittgenstein, L. (1953). *Philosophical investigation.* Translated by G.E.M. Anscombe, Oxford, Blackwell.

柳田聖山 (1996). 達摩の語録―二入四行論―．東京，筑摩書房.

Zeki, S. (1993). *A vision of the brain.* Oxford, Blackwell.（河内十郎訳 (1995). 脳のヴィジョン．東京，医学書院.）

Zetzel, E.R. (1956). Current concepts of transference. *International Journal of Psycho-Analysis*, 37, 369-378.

Zweig, S. (1931). *Die Heilung durch den Geist.* Leipzig, Inzel.（中山誠訳 (1973). メリー・ベーカー＝エディ．ツヴァイク全集 12 精神による治療 (pp.137-279). 東京，みすず書房.）

著者紹介

石坂好樹（いしさかよしき）

昭和23年 兵庫県生まれ

昭和48年 京都大学医学部卒業

公立豊岡病院勤務を経て，現在，京都大学医学部精神科に勤務。

専攻：児童青年精神医学，臨床精神医学

著書：「精神療法の基礎学序説―こころの病とその治療の構造的解明にむけて―」（金剛出版）など

訳書：「治療をみだす子どもたち」（共訳）（星和書店）

「自閉症の心の世界―認知心理学からのアプローチ―」（共訳）（星和書店）など

月光のプリズム――心理療法からみた心の諸相――

2002年10月4日 初版第1刷発行

著　者 石坂好樹

発行者 石澤雄司

発行所 株式会社 星和書店

東京都杉並区上高井戸1-2-5

電話 03 (3329) 0031（営業部）／(3329) 0033（編集部）

FAX 03 (5374) 7186

 Printed in Japan ISBN 4-7911-0485-4